张锡纯临证精华丛书

张锡纯论伤寒

主　编　刘　建　王立新
副主编　王元松　刘文洪
刘泊宁　杨　洋

中国中医药出版社
·北　京·

图书在版编目（CIP）数据

张锡纯论伤寒 / 刘建，王立新主编．—北京：中国中医药出版社，2018.1

（张锡纯临证精华丛书）

ISBN 978－7－5132－4449－7

Ⅰ．①张… Ⅱ．①刘… Ⅲ．①《伤寒论》—研究 Ⅳ．① R222.29

中国版本图书馆 CIP 数据核字（2017）第 237010 号

中国中医药出版社出版

北京市朝阳区北三环东路 28 号易亨大厦 16 层

邮政编码 100013

传真 010 64405750

廊坊市晶艺印务有限公司印刷

各地新华书店经销

开本 880×1230 1/32 印张 8.25 字数 184 千字

2018 年 1 月第 1 版 2018 年 1 月第 1 次印刷

书号 ISBN 978－7－5132－4449－7

定价 39.00 元

网址 www.cptcm.com

社 长 热 线 010-64405720

购 书 热 线 010-89535836

维 权 打 假 010-64405753

微信服务号 zgzyycbs

微商城网址 https://kdt.im/LIdUGr

官 方 微 博 http://e.weibo.com/cptcm

天猫旗舰店网址 https://zgzyycbs.tmall.com

如有印装质量问题请与本社出版部联系（010-64405510）

刘建[illegible]同志：

弘扬张公锡纯学术思想为中医作更大贡献！

朱良春

2010.5.1

国医大师朱良春题词

轩岐之后有真人，衷中参西细讨论；

立法创方开先音，字字酿成杏林春。

——刘建再版敬题

再版说明

张锡纯是继任丘扁鹊、河间刘完素之后沧州第三位对中国医学事业做出杰出贡献的医学家，其《医学衷中参西录》迄今发行已逾50万册，为近代任何一家之言所不及，至今在中国医学史上有着重要的学术地位和影响。

余数年前编撰《张锡纯论伤寒》一书，时光荏苒，拙作售罄。本次再版，在张氏《医学衷中参西录》第七期1～4卷伤寒论讲义内容的基础上，除在每条原文之后附以提要、释义内容外，并在张氏六经辨证部分后，附以七期5卷张氏伤寒、温病论文；为便于学者深入研究张氏学术，书后增加了张锡纯大事年表。

立中医德、立中医言、立中医功是余之学术追求。为天地立心、为生民立命、为往圣继绝学乃余之学术精神。然书中瑕疵，在所难免，热望贤达同仁，不吝指正，以便今后再版时不断修订提高。

刘建

2017年10月于沧州

陈 序

我与刘建医生相识于2013年的国际中西汇通学术研讨会上，之前，已闻其对张锡纯先生学术思想研究颇深。翌年，由于对张锡纯先生学术研究的执着遂考取了我的博士研究生，对于这样一位将近天命之年仍然孜孜以求的学生，我非常赏识和欣慰。

一代宗师张锡纯先生行医津门时，我的老师柳学洙先生拜其门下，成了关门弟子。我又跟随柳先生学习多年，深得真传，成为再传弟子。

“中西医汇通学派”是中国中医药发展史上极具影响力的学术流派，对近代医学产生了重要影响，国家中医药管理局也极力倡导之。张锡纯先生为本学派最具代表性的医家之一，有关部门公布的《张锡纯中西医汇通流派简介》文件中，对这一流派进行了明确定位：张锡纯中西医汇通流派是以张锡纯、柳学洙、陈宝贵、陈宝贵弟子及学生和全国致力于本流派研究的有识之士为传承脉络的一个医学流派。该流派以中西医汇通为主要研究方向，强调中西医各有所长，在理论上寻找两种医学的契合点，探索中西医融合之路。

刘建生于名医故里，出身中医世家，工作求学，常奔波于京津和沧州之间，初心不改，负笈前行，难能可贵。陆续写出《张锡纯方剂歌括》《张锡纯对药》《张锡纯用药新解》《张锡纯论伤寒》四部系列研究专著，读者热盼再版。故将再版样稿，呈余面前，一是审阅，二为作序。我审阅过后，感触有二：一为“张锡纯中西医汇通流派”薪火相传而高兴；二为门生弟子潜心其学、传承创新而欣慰。唯后学相继，则薪火可传、岐黄可兴矣！

再版付梓之际，有感而发，略寄数语，权作为序。

天津中医药大学教授、博士生导师
全国名中医 陈宝贵

2017年7月于津沽

前 言

张锡纯在《医学衷中参西录》自序中云："人生有大愿力，而后有大建树……故学医者，为身家温饱计则愿力小，为济世活人计则愿力大。"这种崇高的医德正是他成功立业的力量源泉，也是他一生笃志力行的目的。1902年秋，河北省盐山、黄骅一带霍乱流行，刘仁村一刘氏妇，年近四旬，染病暴脱，已殓服在身，病人家属辞以不必入视，锡纯正在该村出诊，得知此事后，找到病人家属说："一息尚存，当可挽回。"随后为病人疏方，竟用大剂山茱萸、党参、山药治愈，病人家属感激涕零，喜出望外，锡纯从此知山茱萸救脱胜于人参，遂有论文刊行于世，声望更隆。

张氏制方，本于经典，源于实践，方求精简，量大效宏；而于药性、药效的研究，躬身实践，亲尝屡试，多有发挥，然后撰成论文，刊于全国各地医学刊物。当时《奉天医学杂志》《上海医学杂志》《医界春秋》《杭州三三医报》《新加坡医学杂志》等医学报刊，均先后聘请锡纯先生为特邀撰稿人，并以刊登先生撰著为荣。

张氏是捍卫与发扬中医学的杰出人物之一。1927年，余云岫等掀起民族虚无主义思潮，诬蔑中医不科学，主张废医存药，狂妄地提出“废止旧医以扫除医事卫生之障碍案”，并得到了当时国民党政府的支持，成为中医发展史上的一股逆流。当时中央国医馆受余云岫的影响，学术整理会把中医统一于西医之下，张锡纯目睹现状，义愤填膺，他与南省名医冉雪峰、恽铁樵结成南北同盟，奋起反抗。1929年，在国民党当局提出废除中医之际，中医界发起反废止运动，全国中药店全面罢工，张锡纯上书南京政府，信中说：“近闻京中会议上峰偏尚西医之说，欲废中医中药，不知中医之实际也。且中医创自农轩，保我民族……是以我国民族之生齿实甲于他国之人也，今若将中医中药一旦废却，此于国计民生大有关系……”这种大义凛然的民族气节和爱国精神是难能可贵的。

先生以弘扬中医学为已任，他说：“我们生于古人之后，当竟古人未竟之业，而不能与古为今，使我中华医学大放光明于全球之上，是吾儒之罪。”其事业抱负，与天同阔。

由于受主客观条件的限制，张锡纯对西医的认识与研究，难免有些片面和肤浅，特别是用中医理论来比附西医理论，亦多有牵强之处，然而，即便如此，也丝毫不影响他在中国中医药史上的学术地位，也无愧于他“医界一代伟人”的称号。

张氏是一位较早运用中西医理论研究《伤寒论》的医家之一。晚年在天津创办“国医函授学校”，设立“中西汇通医社”，自编“伤寒论讲义”教材，课徒授学、变通经方、注重实践、不尚空谈，对《伤寒论》的阐发见解独到，对学者启发匪浅。

张氏对于《伤寒论》的研究运用，堪称一代经方大师。其对于伤寒的学术贡献主要有：一是主张衷中参西释《伤寒》。首先以中医理论为主，参与西医学知识，用以说明六经病证的病理基础及指导临证用药。二是六经为纲诠方证。张氏在阐释《伤寒论》的具体内容时，以六经病证为纲，重点方证为目，充分发挥他本人临床经验丰富的实践之长，理论联系临床，详为诠解，堪为效法。三是联系临床证经文。张氏在诠释六经病诸方证时，既有病因病机、证候治法、方义药理的中西医理论探讨，又大量列举本人或他人的实践案例或应用体会，通过临床实例来验证经文，此乃张氏研究《伤寒论》的一大特色。四是应用经方贵变通。锡纯倡导“师仲师之意，而为之变通”，“用古人之方，原宜因证因时为之变通，非可胶柱鼓瑟也”。正是基于这种指导思想，张氏提出须根据病机病情的变化，灵活化裁运用经方。

《医学衷中参西录》全书包括医方、药物、医论、医案、伤寒5部分。是编所选内容，皆为《医学衷中参西录》第七期1～5卷中伤寒论讲义所载内容。

编撰时，我们在伤寒论原文下增加了提要、释义内容，力求简明晓畅，然后对先生所论伤寒内容进行了系统解读，并做了句读、顺序调整。在整理时，尽量减少各家论述伤寒之言，突出张氏之论，俾使学人能够深入了解其伤寒学术精髓，探蕴其伤寒学术奥旨。

本书编写过程中，由于编撰者引用的文献资料比较集中，而且许多内容均出于同一文献，为节约篇章，故在每章后未列文献资料，而在书的最后一并列出所参阅的文献资料。

编撰这样一位医坛巨匠的伤寒论著，尚属首次，加之我们经验不足，书中不妥处亦恐难免，希望广大同仁不吝指正，以便再版时修订提高。

刘建

2011 年 4 月于沧州

目 录

厥阴病

不分经

附：张锡纯伤寒温病论文

六经总论

【张锡纯论】

伤寒治法以六经分篇，然手足各有六经，实则十二经也。手足之经既有十二，而《伤寒论》但分为六经者何也?

按:《内经》之论十二经也，凡言某经而不明言其为手经、足经者皆系足经，至言手经则必明言其为手某经。盖人之足经长、手经短，足经大、手经小，足经原可以统手经，但言足经而手经亦恒寓其中矣。《伤寒论》之以六经分篇，此遵《内经》定例，寓手经于足经中也。彼解《伤寒论》者，为谓其所言之六经皆系足经，是犹未明仲景著伤寒之深意也。

经者，气血流通之处也。人之脏腑与某经相通，即为某经之腑，其流通之气血原由腑发出，而外感之内侵遂多以腑为归宿。今将手、足十二经及手、足十二经之腑详列于下。

手、足虽有十二经，其名则分为六经，因手、足经之名原相同也。其经有阴有阳，其阳经分太阳、阳明、少阳，其阴经分太阴、少阴、厥阴。其阴阳之经原互相表里，太阳与少阴为表里，阳明与太阴为表里，少阳与厥阴为表里。凡互为表里者，因其阴阳之经并行，其阳行于表，阴行于里也。至于经之分属于腑者，足太阳经之腑在膀胱，足少阴经之腑在肾，足阳明经之腑在胃，足太阴经之腑在脾，足少阳经之腑在胆，足厥阴经之腑在肝，此足之三阴三阳经与腑也。

手之太阳经其腑在小肠，手之少阴经其腑在心，手之阳明经其腑在大肠，手之太阴经其腑在肺，手之少阳经其腑在三焦，手之厥阴经其腑在心胞，此手之三阴三阳经与腑也。

阳经为阴经之表，而太阳经又为表中之表，其经之大都会在背，而实则为周身之外廓，周身之营血卫气皆赖其卫护保合，且具有充分之热力，为营卫御外感之内侵，是以《内经》名之为巨阳。推原其热力之由来，不外君相二火，君火生于心之血脉，与肺相循环，而散热于胸中大气（一名宗气），以外通于营卫，此如日丽中天，有阳光下济之热也，是以其经名为太阳。相火生于肾中命门，肾原属水，中藏相火，其水火蒸热之气，由膀胱连三焦之脂膜以透达于身之外表，此犹地心水火之气（地中心有水火之气），应春令上透地面以生热也，为其热力发于水中，故太阳之经又名太阳寒水之经也。为太阳经之热力生于君相二火，是以其经不但以膀胱为腑，而亦以胸中为腑，观《伤寒论》陷胸诸汤丸及泻心诸汤，皆列于太阳篇中可知也。

至于人病伤寒，其六经相传之次第，详于《内经》，《素问·热论篇》谓："人之伤于寒也，则为病热，一日巨阳受之，故头项痛，腰脊强；二日阳明受之，阳明主肌肉，其脉侠（同夹）鼻络于目，故身热目疼，而鼻干不得卧也；三日少阳受之，少阳主胆，其脉循胁络于耳，故胸胁痛而耳聋，三阳经络皆受其病而未入于脏者故可汗而已；四日太阴受之，太阴脉布胃中络于嗌（咽喉），故腹满而嗌干；五日少阴受之，少阴脉贯肾络于肺，系舌本，故口燥舌干而渴；六日厥阴受之，厥阴之脉循阴器而络于肝，故烦满而囊缩。经络受病入于腑者，故可下而已。"此《内经》论六经相传之次第也。至《伤寒论》六经之次序，皆以《内经》为法，而未明言其日传一经。至愚生平临证之实验，见有伤寒至旬日，病犹在太阳之腑者，至他经相传之日期，亦无一定。盖《内经》言其常，而病情之变化恒有出于常例之外者。至传至某经，即现某经之病状，此又不尽然，推原其所以然之故，且加以生平临证之实验，知传至某经即现某经之病状者，多系因其经先有内伤也。若无内伤则传至某经恒有不即现某经之病时，此在临证者细心体察耳。

至于六经之命名，手足皆同，然有因手经发源之腑而命名者，有因足经发源之腑而命名者。如太阳经名为太阳寒水之经，此原因足太阳之腑命名，而手太阳亦名太阳寒水之经者，是以足经而连带其手经也。他如阳明经名为阳明燥金之经，是因手阳明之腑命名（手阳明腑大肠属金，其互为表里之肺亦属金），而足阳明经亦名阳明燥金之经者，是以手经而连带其足经也。少阳经名为少阳相火之经，此因足少阳之腑命名（胆中寄有相火），而手少阳经亦名为少阳相火之经者，是以足经而连带其手经也。太阴经名为太阴湿土之经，此因足太阴之腑命名（脾为湿土），而手太阴经亦名太阴湿土之经者，是以足经而连带其手经也。少阴经名为少阴君火之经，此因手少阴之腑命名（心为君火），而足少阴经亦名少阴君火之经者，是以手经而连带其足经也。厥阴经名为厥阴风木之经，此因足厥阴之腑命名（肝属木而主风），而手厥阴经亦名厥阴风木之经者，是以足经而连带其手经也。此手足十二经可并为六经之义也。

太阳病

1. 太阳病桂枝汤证

《伤寒论》原文

太阳病，发热，汗出，恶风，脉缓者（缓脉与迟脉不同，脉搏以一息四至为准，脉迟者不足四至，若缓脉则至数不改似有懒动之意），名为中风。

【提要】

指出太阳中风证的主要脉证，提出太阳病的一种证型。

【释义】

本条言明太阳病，当包括原文第1条脉证（太阳之为病，脉浮，头项强痛而恶寒）。又提出发热、恶风为风邪犯表，正邪交争于浅表。汗出，为风邪伤卫，卫不外固，致营不内守，营卫不调。因病理性出汗，故脉象虽浮而缓怠。对太阳病中具有营卫不调病理特点的证型，仲景名为太阳中风证。可见，太阳中风之脉证是有汗、脉浮缓的表寒证。又可称为表虚证。

《伤寒论》原文

太阳中风，阳浮而阴弱（脉法关前为阳，关后为阴，其浮脉见于关前，弱脉见于关后，浮者着手即得，弱者不任重按），阳浮者，热自发，阴弱者，汗自出，啬啬恶寒（单弱不胜寒之意），淅淅恶风（为风所伤恒畏风声之意），翕翕发热（其热蕴而不散之意），鼻鸣干呕者，桂枝汤主之。

【提要】

论述太阳中风证的病理及证治。

【释义】

本条句首指出太阳中风，故当与第1条“脉浮，头项强痛，而恶寒”、第2条“发热汗出，恶风，脉缓”互相参看。症见阳浮（脉浮）、翕翕发热，为外邪犯表，微阳浮盛，抗邪于外。阴弱（脉缓）、汗自出，为卫外不固，营不内守，营对浮盛之卫而言相对不足，可称营弱。汗出营弱，脉应之缓。恶风寒，与脉浮、发热同见，为风寒外束肌表。原文中恶寒、恶风并列，提示两证有轻重之别，但可并见，似不可误为或见之证。肺合皮毛，肺气上通于鼻。外邪犯表，肺气不利，则见鼻塞。外邪干胃，胃气上逆，则见干呕。诸证反映营卫不调，卫强营弱，肺气不利，外邪干胃的病理，仲景提要为“阳浮而阴弱”。

【张锡纯论】

病名伤寒，而太阳篇之开端，实中风、伤寒、风温并列。盖寒气多随风至，是中风者伤寒之诱起也。无论中风、伤寒，入阳明后皆化为温，是温病者伤寒之归宿也。惟其初得之时，中风、伤寒、温病，当分三种治法耳。为中风为伤寒之诱起，是以太阳篇开始之第一方为桂枝汤，其方原为治中风而设也。

桂枝汤方

桂枝三两去皮，芍药三两，炙甘草二两，生姜三两，大枣十二枚擘。

上五味㕮咀，以水七升，微火煮取三升，去滓，适寒温，服一升。服已须臾，啜热稀粥一升余，以助药力。温覆令一时许，遍体漐漐微似有汗者益佳，不可令如水流漓，病必不除。若一服汗出病瘥（愈也），停后服，不必尽剂。若不汗，更服，依前法。又不汗，后服当小促其间，半日许，令三服尽。若病重者，一日一夜服，周时观之。服一剂尽，病证犹在者，更作服。若不汗出者，乃服至二三剂。禁生冷、黏滑、肉面、五辛、酒酪、臭恶等物。

古用桂枝，但取新生枝之嫩尖，折视之皮骨不分，若见有皮骨可分者，去之不用，非去枝上之皮也。

陈古愚曰：桂枝辛温阳也，芍药苦平阴也。桂枝又得生姜之辛同气相求，可恃之以调周身之阳气；芍药而得大枣、甘草之甘，则甘苦化合可恃之以滋周身之阴液，即取大补阴阳之品，养其汗源为胜邪之本，又啜粥以助之，取水谷之津以为汗，汗后毫不受伤，所谓立身有不败之地以图万全也。

人之营卫皆在太阳部位，卫主皮毛，皮毛之内有白膜一层名为腠理，腠理之内遍布微丝血管即营也。其人若卫气充盛，可为周身之外围，即受风不能深入（此受风不可名为中风），其人恒多汗闭不出，迨其卫气流通，其风自去，原可不药而愈也。至桂枝汤所主之证，乃卫气虚弱，不能护卫其营分，外感之风直透卫而入营，其营为风邪所伤，又乏卫之保护，是以易于出汗。其发热者，因营分中之微丝血管原有自心传来之热，而有风以扰之，则更激发其热也。其恶风者，因卫虚无御风之力，而病之起点又由于风也。推原其卫气不能卫护之故，实由于胸中大气之虚损。《灵枢·五味篇》曰："谷始入于胃，其精微者，先出于胃之两焦，以溉五脏，别出两行营卫之道，其大气之抟而不行者，积于胸中，命曰气海。”由斯观之，营卫原与胸中大气息息相通，而大气实为营卫内部之大都会。愚临证实验以来，见有大气虚者，其营卫即不能护卫于外而汗出淋漓。夫大气原赖水谷之气时时培养，观服桂枝汤者当啜热粥以助药力，此不惟助其速于出汗，实兼欲助胸中大气以固营卫之本源也。

或问：桂枝汤提纲中，原谓阴弱者汗自出，未尝言阳弱者汗自出也。夫关后为阴主血，关前为阳主气，桂枝汤证，其弱脉惟见于关后，至关前之脉则见有浮象，未见其弱，而先生竟谓桂枝汤证之出汗，实由于胸中大气之弱，不显与提纲中之言相背乎？答曰：凡受风之脉多见于关前，提纲中所谓阳浮者，其关前之脉因受风而浮也，所谓阴弱者，知其未病之先其脉原弱，至病后而仍不改其弱也。由斯而论，其未病之先，不但关后之脉弱，即关前之脉亦弱，既病之后，其关前脉之弱者转为浮脉所掩，而不见其弱耳。然其脉虽浮，必不任重按，是浮中仍有弱也，特古人立言尚简，未尝细细明言耳。孟子谓：“读古人之书，不以文害辞，不以辞害志，以意逆志，是为得之。”至吾人之读古人医书，亦当遵斯道也。是以愚用桂枝汤时，恒加黄芪以补其胸中大气，加薄荷以助其速于出汗，不至若方后所云，恒服药多次始汗也。又宜加天花粉助芍药以退热（但用芍药退热之力恒不足），即以防黄芪服后能助热也（黄芪、天花粉等分并用，其凉热之力相敌，若兼用之助芍药清热，分量又宜多用）。若遇干呕过甚者，又宜加半夏以治其呕，惟此时药房所鬻之半夏，多制以矾（虽清半夏亦有矾），若用以止呕，必须用微温之水淘净矾味，用之方效。

或疑《伤寒论》方中未有用薄荷者，想薄荷之性或于伤寒有所不宜，是以仲景于治伤寒诸方中未尝一用。不知论古人之方，当先知古人所处之世，当仲景时，论药之书惟有《神农本经》，是以仲景所用药品不外《神农本经》，而薄荷古名为苛，菜蔬中或有用者，而《本经》未载，是以仲景不用也。且薄荷之性凉而能散，能发出人之凉汗，桂枝汤证，原夹有外感之热，发出凉汗即愈矣。惟不宜过煎以存其辛凉之性，则用之必有效也。

愚治桂枝汤证，又有屡用屡效之便方，较用桂枝汤殊为省事，方用生怀山药细末两半或一两，凉水调和煮成稀粥一碗，加白糖令适口，以之送服西药阿司匹林一瓦（合中量二分六厘四毫），得汗即愈。

山药富有蛋白质，人皆知其为补肾润肺之品，而实具有人参性质，能培养全身气化，兼能固摄全身气化，服之能补助胸中大气，使卫气外护之力顿强。阿司匹林之原质，存于杨柳皮液中，而少加硫酸制之，为洞悉其原质及制法，故敢与中药并用。杨柳皮中之津液，其性原清凉，且有以皮达皮之用，又少制以硫酸则其透表之力最速，少少用之即可发出周身凉汗，而外感之风热可因之而顿解矣。

荫潮按：有服阿司匹林不能得汗者，必其人素有蕴寒，其脉之迟，阿司匹林之性原凉，故服之不能得汗，若煎生姜汤送服，其内蕴之寒得姜之辛温透表，与阿司匹林相济，必能得汗，屡用屡效，故附录之。

桂枝汤证之出汗，不过间有出汗之时，非时时皆出汗也，故必用药再发其汗，始能将外感之风邪逐出。然风邪去后，又虑其自汗之病不愈，故方中山药与阿司匹林并用，一发汗一止汗也。至于发汗与止汗之药并用而药力两不相妨者，此中原有深义。盖药性之入人脏腑，其流行之迟速原迥异，阿司匹林之性其发汗最速，而山药止汗之力则奏效稍迟，是以二药虽一时并用，而其药力之行则一先一后，分毫不相妨碍也。

2. 太阳病麻黄汤证（附：太阳与阳明合病麻黄汤证）

《伤寒论》原文

太阳病，或已发热，或未发热，必恶寒，体痛，呕逆，脉阴阳俱紧者，名为伤寒。

【提要】

指出太阳伤寒证的主要脉证。提出太阳病的另一种证型。

【释义】

本条言明太阳病，恶寒是必有之证，为外邪犯表，正邪相争于浅表证。身体疼痛、脉阴阳俱紧，为风寒外束，卫阳被遏，营阴郁滞，太阳经气运行不畅。条文未言有汗无汗，依其营阴郁滞的病理方面与上条营不内守比较，自寓无汗之意。寒邪犯表，影响胃气和降而上逆，则可见呕逆。对太阳病中具有卫阳郁遏、营阴郁滞病理特点的证型，仲景名为太阳伤寒证。

太阳病或已有发热，或尚未发热，是指发热出现的迟早，反映感邪轻重不同，病人体质强弱有异。然而，不论发热出现的迟早，以见恶寒无汗、体痛、脉浮紧，即可辨为太阳伤寒证。

《伤寒论》原文

太阳病，头疼发热，身疼，腰痛，骨节疼痛，恶风，无汗而喘者，麻黄汤主之。

【提要】

指出太阳伤寒证的主要表现及治疗。

【释义】

本条指出病在太阳，证见头疼发热、恶风，为风寒外束，肌表受邪，卫阳被遏，正邪交争；无汗，为腠理闭郁，营阴郁滞；身疼腰痛、骨节疼痛，乃寒邪侵犯太阳经脉，经气运行不畅；气喘系外邪犯肺，肺气失宣。本条与原文第1条、第3条合看，脉象浮紧是应有的表现。诸证反映风寒外束，致卫阳被遏，营阴郁滞，太阳经气不利，邪干于肺。病为太阳伤寒证。

【张锡纯论】

《伤寒论》原治伤寒之书，而首论中风者，因中风亦可名为伤寒也（《内经》曰："伤寒有五：有中风，有伤寒，有湿温，有热病，有温病。"）。然究与真伤寒不同，盖中风病轻伤寒病重。为其重也，而治之者必须用大有力之药，始能胜任。所谓大有力者，即《伤寒论》中之麻黄汤是也。今试论麻黄汤证及麻黄汤制方之义，并详论用麻黄汤时通变化裁之法。

脉象阴阳俱紧，实为伤寒之确证，然紧脉之状最难形容，惟深明其病理，自不难想象而得，脉生于心，心一动而外输其血，周身之脉即一动，动则如波浪之有起伏。以理言之，凡脉之力大者，其起伏之势自应愈大。至紧脉其跳动若有力而转若无所起伏，究其所以然之故，实因太阳为外卫之阳，因为寒所袭，逼之内陷与脉相并，则脉得太阳蕴蓄之热，原当起伏有力以成反应之势，而寒气紧缩之力，又复逼压其脉道使不能起伏，是以指下诊之似甚有力而竟直穿而过，且因其不得起伏，蓄极而有左右弹之势，此紧脉真象也。

至麻黄汤证，全体作疼痛者，以筋骨不禁寒气之紧缩也（铁条经严寒则缩短，寒气紧缩之力可知）。其发热者，身中之元阳为寒气闭塞不能宣散而增热也。其无汗恶风者，汗为寒闭，内蕴之热原欲藉汗透出，是以恶风也。其作喘者，因手太阴肺经与卫共主皮毛，寒气由皮毛入肺，闭其肺中气管，是以不纳气而作喘。然深究其作喘之由，犹不但此也，人之胸中亦太阳之部位也，其中间所积大气，原与外表之卫气息息相通，然大气即宗气，《内经》《灵枢》(《内经》中《灵枢》《素问》各自为书）谓：宗气积于胸中，出于喉咙，以贯心脉而行呼吸。夫大气既能以贯心脉，是营血之中亦大气所流通也，伤寒之证，其营卫皆为外寒所束，则大气内郁必膨胀而上逆冲肺，此又喘之所由来也。

麻黄汤方

麻黄三两，桂枝三两去皮，甘草一两炙，杏仁七十个去皮尖。

上四味，以水九升，先煮麻黄减二升，去上沫，纳诸药，煮取二升半，去渣，温服八合（一升四合），覆取微似汗，不须啜粥，余如桂枝法将息。

麻黄发汗力甚猛烈，先煮之去其浮沫，因其沫中含有发表之猛力，去之所以缓麻黄发表之性也。麻黄不但善于发汗，且善利小便，外感之在太阳者，间有由经入腑而留连不去者（凡太阳病多日不解者，皆是由经入腑），以麻黄发其汗，则外感之在经者可解，以麻黄利其小便，则外感之由经入腑者，亦可分消也。且麻黄又兼入手太阴能泻肺定喘，俾外感之由皮毛窜入肺者（肺主皮毛），亦清肃无遗。是以发太阳之汗者不但麻黄，而仲景定此方时独取麻黄也。桂枝味辛性温，亦具有发表之力，而其所发表者，惟在肌肉之间，故善托肌肉中之寒外出，且《本经》惟其主上气咳逆吐吸（吸气甫入即吐出），是桂枝不但能佐麻黄发表，兼能佐麻黄入肺定喘也。杏仁味苦性温，《本经》亦谓其主咳逆上气，是亦能佐麻黄定喘可知，而其苦降之性又善通小便，能佐麻黄以除太阳病之留连于腑者，故又加之以为佐使也。至于甘草之甘缓，能缓麻黄发汗之猛烈，兼能解杏仁之小毒，即以填补（甘草属土能填补）出汗后之汗腺空虚也。药止四味，面面俱到，且又互相协助，此诚非圣手莫办也。

人之禀赋随天地之气化为转移，古今之气化或有不同，则今人与古人之禀赋，其强弱厚薄偏阴偏阳之际不尤差池，是以古方用于今日，正不妨因时制宜而为之变通加减也。愚弱冠后，初为人治病时，用麻黄汤原方以治伤寒，有效有不效。其不效者，服麻黄汤出汗后其病恒转入阳明，后乃悟今人禀赋多阴亏，后再用麻黄汤时，遂于方中加知母（近时知母多伪，且以天花粉代之）数钱以滋阴退热，则用之皆效。

【张锡纯验案】

间有其人阳分虚者，又当于麻黄汤中加补气之药以助之出汗，一人年近四旬，身体素羸弱，于季冬得伤寒证，医者投以麻黄汤汗无分毫，求为诊治，其脉似紧而不任重按，遂于麻黄汤中加生黄芪、天花粉各五钱，一剂得汗而愈。

又一人亦年近四旬，初得外感，经医甫治愈，即出门做事，又重受外感，内外俱觉寒凉，头疼气息微喘，周身微形寒战，诊其脉六部皆无，重按亦不见，愚不禁骇然，问其心中除觉寒凉外别无所苦，知犹可治，不至有意外之虑，遂于麻黄汤原方中为加生黄芪一两，服药后六脉皆出，周身得微汗病遂愈。

麻黄汤证有兼咽喉疼者，宜将方中桂枝减半，加天花粉六钱，射干三钱，若其咽喉疼而且肿者，麻黄亦宜减半，去桂枝再加生蒲黄三钱以消其肿。然如此加减，凉药重而表药轻，若服后过点半钟不出汗时，亦服西药阿司匹林瓦许以助其汗，若服后汗仍不出时，宜阿司匹林接续再服，以汗出为目的，若能遍体皆微见汗，则咽喉之疼肿皆愈矣。麻黄汤证，若遇其人素有肺劳病者，宜于原方中加生怀山药、天冬各八钱。麻黄汤证，若遇其人素有吐血病者，虽时已愈，仍宜去桂枝，以防风二钱代之（吐血之证最忌桂枝），再加生杭白芍三钱，按古之一两约折为今之三钱，且将一次所煎之汤分作三剂，则一剂之中当有麻黄三钱，然又宜因时、因地、因人细为斟酌，不必定以三钱为准也。如温和之时，汗易出，少用麻黄即能出汗；严寒之时，汗难出，必多用麻黄始能出汗。此因时也。又如大江以南之人，其地气候温暖，人之生于其地者，其肌肤浅薄，麻黄至一钱即可出汗，故南方所出医书有用麻黄不过一钱之语；至黄河南北，用麻黄约可以三钱为率；至东三省人，因生长于严寒之地，其肌肤颇强厚，须于三钱之外再将麻黄加重始能得汗。此因地也。至于地无论南北，时无论寒燠，凡其人之劳碌于风尘，与长居屋中者，其肌肤之厚薄强弱原自不同，即其汗之易出不易出，或宜多用麻黄，或宜少用麻黄，原不一致，此因人也。用古人之方者，岂可胶柱鼓瑟哉。

附：太阳与阳明合病麻黄汤证

《伤寒论》原文

太阳与阳明合病，喘而胸满者，不可下，宜麻黄汤主之。

【提要】

指出太阳阳明合病，以太阳病为主，宜先解表的治法。

【释义】

本条以“太阳与阳明合病”的病证概念，代表两组必见的临床表现，从后句“不可下”，可知为太阳伤寒与阳明腑实同时发病。二阳合病，孰轻孰重？主次何如？从原文专门列出喘与胸满等表寒外束、肺气被阻之证，而对阳明腑实之证只告诫不可攻下，提示病证以太阳伤寒为主，故宜用麻黄汤解表定喘。

【张锡纯论】

太阳与阳明合病，是太阳表证未罢，而又兼阳明之热也。其喘者风寒由皮毛袭肺也；其胸满者胸中大气因营卫闭塞，不能宣通而生膜胀也；其言不可下者，因阳明仍连太阳，下之则成结胸，且其胸本发满，成结胸尤易，矧其阳明之热，仅在于经，亦断无可下之理，故谆谆以不可下示戒也。仍治以麻黄汤，是开其太阳而使阳明初生之热随汗而解也。

证兼阳明，而仍用麻黄汤主治，在古人禀赋敦厚，淡泊寡欲，服之可以有效。今人则禀赋薄弱，嗜好日多，强半阴亏，若遇此等证时，宜以薄荷代方中桂枝。若其热稍剧，而大便实者，又宜酌加生石膏（宜生用不可煅用，理详白虎汤下）数钱，方能有效。

受业宝和按：阴亏则虚阳上浮，故桂枝之苦温者不宜，服之则转为汗后不解。

3. 太阳温病麻杏甘石汤证

《伤寒论》原文

太阳病，发热而渴，不恶寒者，为温病。若发汗已，身灼热者，名曰风温。风温为病，脉阴阳俱浮，自汗出，身重多眠睡，息必鼾，语言难出。

【提要】

指出温病的主要特点及误治引起的变证。

【释义】

外感病证见发热、口渴、不恶寒，是发病即为邪热内蕴之证，与恶风寒、口不渴的中风、伤寒证不同，故仲景名为温病，以提示鉴别辨证。

如果对温病误用辛温发汗法治疗，可引起以发热很高、脉象有力、自汗出、身体沉重、神昏多寐、呼吸气粗、语言困难为主要表现的病证，为邪热充斥表里内外，热盛气津两伤，名为风温。

从本条不难看出，仲景早在一千七百年前就已指出狭义伤寒与温病在病因、证候特点、病理机制、治疗方法等方面有重要区别，提示二者既密切相关又当鉴别辨证。对后世温病学家极有启发。

【张锡纯论】

至于温病，在上古时，原与中风、伤寒统名之为伤寒，是以秦越人《难经》有伤寒有五之说，至仲景著《伤寒论》，知温病初得之治法，原与中风、伤寒皆不同，故于太阳篇首即明分为三项，而于温病复详细论之，此仲景之医学，较上古有进步之处也。

论温病之开端，亦冠以太阳病三字者，因温病亦必自太阳（此是足太阳非手太阳，彼谓温病入手经不入足经者，果何所据也）入也。然其化热最速，不过数小时即侵入阳明，足以不觉恶寒转发热而渴也。治之者不知其为温病，而误以热药发之，竟至汗出不解而转增其灼热，则即此不受热药之发表，可确定其名为风温矣。其脉阴阳俱浮者，象风之飘扬也；自汗出者，热随浮脉外透也；身重者，身体经热酸软也；多眠睡者，精神经热昏沉也；语言难出者，上焦有热而舌肿胀也。

风温之外，又有湿温病与伏气化热温病，而提纲中止论风温者，因湿温及伏气化热之温病，其病之起点亦恒为风所激发，故皆可以风温统之也。

提纲中论风温之病状详矣，而提纲之后未列治法，后世以为憾事。及反复详细推之，乃知《伤寒论》中原有治温病之方，特因全书散佚，后经叔和编辑而错简在后耳。尝观其第六十二节云：发汗后不可更行桂枝汤，汗出而喘无大热者，可与麻黄杏仁甘草石膏汤。今取此节与温病提纲对观，则此节之所谓发汗后，即提纲之所谓若发汗也；此节之所谓喘，即提纲之所谓息必鼾也，由口息而喘者，由鼻息即鼾矣；此节之所谓无大热，即提纲之所谓身灼热也。盖其灼热犹在外表，心中仍无大热也。将此节之文与温病提纲一一比较，皆若合符节。

夫中风、伤寒、温病特立三大提纲，已并列于篇首，至其后则于治中风治伤寒之方首仍加提纲，以彼例此，确知此节之文原为温病之方，另加提纲无疑，即麻杏甘石汤为治温病之方无疑也。盖当仲景时，人之治温病者，犹混温病于中风、伤寒之中，于病初得时，未细审其发热不恶寒，而以温热之药发之，是以汗后不解。或见其发热不恶寒，误认为病已传里，而竟以药下之，是以百六十三节，又有下后不可更行桂枝汤云云。所稍异者，一在汗后，一在下后，仲景恐人见其汗出再误认为桂枝证，故切戒其不可更行桂枝汤，而宜治以麻杏甘石汤。盖伤寒定例，凡各经病证误服他药后，其原病犹在者，仍可投以正治之原方，是以百零三节云，凡柴胡汤病证而下之，若柴胡证不罢者复与小柴胡汤。以此例彼，知麻杏甘石汤为救温病误治之方，实即治温病初得之主方，而欲用此方于今日，须将古之分量稍有变通。

麻黄杏仁甘草石膏汤方

麻黄四两去节，杏仁五十个去皮尖，甘草二两，石膏八两碎绵裹。

上四味，以水七升，先煮麻黄减二升，去上沫，纳诸药，煮取二升，去渣，温服一升。

方中之义：用麻黄协杏仁以定喘，伍以石膏以退热，热退其汗自止也。复加甘草者，取其甘缓之性，能调和麻黄、石膏，使其凉热之力溶和无间以相助成功，是以奏效甚捷也。

按：此方原治温病之汗出无大热者，若其证非汗出且热稍重者，用此方时，原宜因证为之变通，是以愚用此方时，石膏之分量恒为麻黄之十倍，或麻黄一钱石膏一两，或麻黄钱半石膏两半。遇有不出汗者，恐麻黄少用不致汗，服药后可服西药阿司匹林瓦许以助其汗，若遇热重者，石膏又可多用。曾治白喉证及烂喉痧证（烂喉痧证必兼温病，白喉证亦多微兼外感），麻黄用一钱，石膏恒重至二两，喉证最忌麻黄，而能多用石膏以辅弼之，则不惟不忌，转能藉麻黄之力立见奇功也。

至于肺病之起点，恒有因感受风温，其风邪稽留肺中化热铄肺，有时肺中作痒，即连连喘嗽者，亦宜投以此汤，清其久蕴之风邪，连服数剂其肺中不作痒，嗽喘自能减轻，再徐治以润肺清火利痰之剂，而肺病可除矣。盖此麻杏甘石汤之用处甚广，凡新受外感作喘嗽，及头疼、齿疼、两腮肿疼，其病因由于外感风热者皆可用之，惟方中药品之分量，宜因证变通耳。

【张锡纯验案】

北平大陆银行理事林农孙，年近五旬，因受风温，虽经医治愈，而肺中余热未清，致肺阴铄耗，酿成肺病，屡经医治无效，其脉一息五至，浮沉皆有力，自言喉连肺际，若觉痒则咳嗽顿发，剧时连嗽数十声，周身汗出，必吐出若干稠痰其嗽始止。问其心中常觉发热，大便燥甚，四五日一行，因悟其肺际作痒，即顿发咳嗽者，必其从前病时风邪由皮毛袭入肺中者，至今犹未尽除也。因其肺中风热相助为虐，宜以麻黄祛其风，石膏清其热，遂为开麻杏甘石汤方，麻黄用钱半，生石膏用两半，杏仁三钱，甘草二钱，煎服一剂，咳嗽顿愈。诊其脉仍有力，又为开善后之方，用生山药一两，北沙参、天花粉、天冬各五钱，川贝、射干、苏子、甘草各二钱，嘱其多服数剂，肺病可从此除根。后阅旬日，愚又赴北平，林农孙又求诊视，言先生去后，余服所开善后方，肺痒咳嗽仍然反复，遂仍服第一次方，至今已连服十剂，心中热已退，仍分毫不觉药凉，肺痒咳嗽皆愈，且饮食增加，大便亦不甚干燥。闻其所言，诚出愚意料之外也。再诊其脉已不数，仍似有力，遂将方中麻黄改用一钱，石膏改用一两，杏仁改用二钱，又加生怀山药六钱，俾煎汤接续服之，若服之稍觉凉时，即速停止。后连服七八剂似稍觉凉，遂停服，肺病从此竟愈。

按：治肺劳投以麻黄杏仁甘草石膏汤，且用至二十余剂，竟将肺劳治愈，未免令阅者生疑，然此中固有精细之理由在也。盖肺病之所以难愈者，为治之者但治其目前所现之证，而不深究其病因也。如此证原以外感受风成肺劳，且其肺中作痒，犹有风邪存留肺中，且为日既久则为锢闭难出之风邪，非麻黄不能开发其锢闭之深，惟其性偏于热，于肺中蕴有实热者不宜，而重用生石膏以辅弼之，既可解麻黄之热，更可清肺中久蕴之热，以治肺热有风劳嗽者，原为正治之方，故服之立时见功。至于此药，必久服始能拔除病根，且久服麻黄、石膏而无流弊者，此中又有理由在。盖深入久锢之风邪，非屡次发之不能透，而伍以多量之石膏以为之反佐，俾麻黄之力惟旋转于肺脏之中，不至直达于表而为汗，此麻黄久服无弊之原因也。至石膏性虽寒凉，然其质重气轻，煎入汤剂毫无汁浆（无汁浆即是无汁），其轻而且凉之气，尽随麻黄发表之力外出，不复留中而伤脾胃，此石膏久服无弊之原因也。所遇之证，非如此治法不愈，用药即不得不如此也。

4. 太阳病大青龙汤证
（附：脉微弱汗出恶风及筋惕肉瞤治法）

《伤寒论》原文

太阳中风，脉浮紧，发热恶寒，身疼痛，不汗出而烦躁者，大青龙汤主之。若脉微弱，汗出恶风者，不可服之，服之则厥逆，筋惕肉瞤，此为逆也。

【提要】

指出太阳伤寒兼里热证的证治，及大青龙汤的禁例。

【释义】

外受风寒之邪而发病，证见脉象浮紧、发热恶寒、身疼痛、无汗，为风寒外束，闭郁于表。突出的烦躁，用太阳伤寒证不能解释，仲景于解表方中加石膏治疗，说明里有邪热，外无宣泄出路。诸证反映风寒束表，里有郁热的病理。证属表寒里热，表里俱实。治用大青龙汤外解表寒兼清里热。

大青龙汤方用麻黄六两，其发汗之力较麻黄汤更为峻猛，故只能用于表里俱实之证。如果证见脉象微弱、汗出、恶风寒，为表里俱虚之证，不可与服大青龙汤。若对虚证用大青龙汤，可能因大汗而亡阳，致肌肤、经脉无所温养，而出现手足冰凉、筋肉跳动等坏病症状，不可不戒。

大青龙汤方

麻黄六两去节，桂枝二两去皮，甘草二两炙，杏仁五十个去皮尖，生姜三两切，大枣十二枚劈，石膏如鸡子大碎（如鸡子大当有今之三两）。

上七味，以水九升，先煮麻黄减二升，去上沫，纳诸药，煮取三升，去滓，温服一升，取微似汗，汗出多者，温粉扑之。一服汗者，停后服，汗多亡阳遂虚，恶风、烦躁、不得眠也。

【张锡纯论】

有太阳中风之脉，兼见太阳伤寒之脉者，大青龙汤所主之证是也。

按：此大青龙汤所主之证，原系胸中先有蕴热，又为风寒锢其外表，致其胸中之蕴热有蓄极外越之势。而其锢闭之风寒，而犹恐芍药苦降酸敛之性，似于发汗不宜，而代以石膏，且多用之以厚其力，其辛散凉润之性，既能助麻、桂达表，又善化胸中蕴蓄之热为汗，随麻、桂透表而出也。为有云腾致雨之象，是以名为大青龙也。至于脉微弱，汗出恶风者，原系胸中大气虚损，不能固摄卫气，即使有热亦是虚阳外浮，若误投以大青龙汤，人必至虚者益虚，其人之元阳因气分虚极而欲脱，遂致肝风萌动而筋惕肉瞤也。夫大青龙汤既不可用，遇此证者自当另有治法，拟用生黄芪、生杭白芍各五钱，麻黄钱半，煎汤一次服下，此用麻黄以逐其外感，黄芪以补其气虚，芍药以清其虚热也。为方中有黄芪以补助气分，故麻黄仍可少用也。若其人已误服大青龙汤，而大汗亡阳筋惕肉瞤者，宜去方中麻黄加净山茱萸一两。

《伤寒论》原文

伤寒，脉浮缓，身不疼但重，乍有轻时，无少阴证者，大青龙汤发之。

【提要】

继上条论述太阳伤寒兼里热证的变通表现及治法。

【释义】

本条首言伤寒，其证用大青龙汤发汗祛邪，提示证属风寒表实兼里热烦躁，故发热恶寒、不汗出而烦躁等为必有见证。由于外感风寒轻重不一，若感邪较重，正邪交争较急，则脉紧身痛；本证感邪较轻，则脉缓，身不疼，但重，乍有轻时，虽然脉象身疼皆不典型，但其证的基本特点具备，且从无少阴病，否定了里虚寒证的存在和可能，辨为表实兼里热证当无疑问，故仍与大青龙汤发汗解表清热。

【张锡纯论】

细思此节之文，知所言之证原系温病，而节首冠以伤寒二字者，因中风、温病在本书之定例，均名为伤寒也。凡外感之脉多浮，以其多兼中风也。前节言伤寒脉浮紧，是所中者为凛冽之寒风，是中风兼伤寒也。后节言伤寒脉浮缓，知所中者非凛冽之寒风，当为柔和之温风，既中柔和之温风，则即成风温矣。

是以病为伤寒，必胸中烦躁而后可用石膏，至温病其胸中不烦躁，亦恒可用石膏，且其身不疼但重，伤寒第六节温病提纲中，原明言身重。此明征也。况其证乍有轻时，若在伤寒，必不复重用石膏，惟温病虽有轻时，亦可重用石膏。

又，伤寒初得，有少阴证；若温病，则始终无少阴证（少阴证有寒有热，此言无少阴证，指少阴之寒热而言，少阴寒证断不可用大青龙汤，至少阴热证，原为伏气化热窜入少阴，虽在初得亦可治以大青龙汤，此又不可不知），此尤不为伤寒而为温病之明也。由此观之，是此节原为治温病者说法，欲其急清燥热以存真阴为先务也。至愚用此方治温病时，恒以薄荷代方中桂枝，尤为稳妥。

凡发汗所用之药，其或凉或热，贵与病适宜。其初得病寒者，宜用热药发其汗；初得病热者，宜用凉药发其汗。如大青龙汤证，若投以麻黄汤则以热济热，恒不能出汗，即或出汗其病不惟不解，转益增烦躁，惟于麻、桂汤中去芍药，重加石膏多于麻桂数倍。其凉润轻散之性，与胸中之烦躁化合自能作汗，矧有麻黄之善透表者以助之，故服后覆杯之顷，即可周身得汗也。

曾治一人，冬日得伤寒证，胸中异常烦躁，医者不识为大青龙汤证，竟投以麻黄汤，服后分毫无汗，胸中烦躁益甚，自觉屋隘莫能容，诊其脉洪滑而浮，治以大青龙汤，为加天花粉八钱，服后五分钟，周身汗出如洗，病若失。

或问：服桂枝汤者，宜微似有汗，不可令如水流漓，病必不除；服麻黄汤者，覆取微似汗，知亦不可令汗如水流漓也。今于大青龙汤中加花粉，服汤后竟汗出如洗而病若失者何也？

答曰：善哉问也，此中原有妙理，非此间莫能发之。凡伤寒、温病，皆忌伤其阴分，桂枝汤证与麻黄汤证，禁过发汗者恐伤其阴分也。至大青龙汤证，其胸中蕴有燥热，得重量之石膏则化合而为汗，其燥热愈深者，化合之汗愈多，非尽量透发于外，其燥热即不能彻底清肃，是以此等汗不出则已，出则如时雨沛然莫可遏抑。盖麻黄、桂枝等汤，皆用药以祛病。得微汗则药力即能胜病，是以无事过汗以伤阴分。至大青龙汤乃合麻、桂为一方，又去芍药之酸收，益以石膏之辛凉，其与胸中所蕴之燥热化合，犹如冶红之铁，沃之以水，其热气自然蓬勃四达，此乃调燮其阴阳，听其自汗，此中精微之理，与服桂枝、麻黄两汤不可过汗者，迥不侔也。

或问：大青龙汤证，当病之初得，何以胸中即蕴此大热？答曰：此伤寒中伏气化热证也（温病中有伏气化热，伤寒中亦有伏气化热）。因从前所受外寒甚轻，不能遽病，惟伏藏于三焦脂膜之中，阻塞升降之气化，久而化热，后又因薄受外感之激动，其热陡发、窜入胸中空旷之腑，不汗出而烦躁。夫胸中原为太阳之腑（胸中及膀胱皆为太阳之腑，其理详六经总论中），为其犹在太阳，是以其热虽甚而仍可汗解也。

5. 太阳病小青龙汤证（附：自拟从龙汤方）

《伤寒论》原文

伤寒表不解，心下有水气，干呕，发热而咳，或渴，或利，或噎，或小便不利、少腹满，或喘者，小青龙汤主之。

【提要】

论述太阳伤寒兼里停水饮证的证治。

【释义】

本条以病证概念代表临床特点，其伤寒表不解，即代表恶寒、发热、无汗、脉浮紧等太阳伤寒证的必备表现。里有水饮之邪，其见干呕、咳嗽、气喘，为水饮泛滥，干犯肺胃，致肺失宣降，胃气上逆，若水饮内停，不能化生津液则口渴；水饮趋于大肠则下利；水饮内停，肺失宣降，胃气上逆，水之上源不调，致膀胱气化失职，水蓄不行，则小便不利、下腹部胀满；水饮内停，阻碍气机，上壅肺胃通道，则见咽喉噎阻。诸证反映外有表寒，里有寒饮的病理，属太阳伤寒兼停水饮证。

本证与太阳伤寒兼里热证相比，虽都属于表里同病，但彼为外寒里热，寒热错杂，临证表现以不汗出而烦躁为特点。此乃表寒里饮，临床表现以喘满、干呕为特点。故二者治法各异。

本证与太阳中风兼喘证相比，虽均有喘咳，但彼为太阳表虚兼证，有汗而无水饮内停。此乃太阳表实兼寒饮致喘，无汗而有水饮内停。故二者治法也不相同。

【张锡纯论】

《伤寒论》大青龙汤后，又有小青龙汤以辅大青龙汤所不逮。盖大青龙汤为发汗所召，如龙之乘云而致雨。小青龙汤为涤饮所用，如龙之率水以归海，故其汤皆可以青龙名。今于论大青龙汤后，更进而论小青龙汤。

水散为气，气可复凝为水。心下不曰停水，而曰有水气，此乃饮水所化之留饮，形虽似水而有黏滞之性，又与外感互相胶漆，是以有以下种种诸病也。干呕者，水气黏滞于胃口也；发热者，水气变为寒饮，迫心肺之阳外越也；咳者，水气浸入肺中也；渴者，水气不能化津液上潮也；利者，水气溜入大肠作泻也；噎者，水气变为寒痰梗塞咽喉也；小便不利、少腹满者，水气凝结膨胀于下焦也；喘者，肺中分支细管皆为水气所弥漫也。

小青龙汤原方

麻黄三两去节，桂枝三两去皮，芍药三两，五味子半升，干姜三两切，甘草三两炙，细辛三两，半夏半升汤洗。

上八味，以水一斗，先煮麻黄，减二升，去上沫，纳诸药，煮取三升，去滓，温服一升。若微利者，去麻黄，加荛花如鸡子大，熬（炒也）令赤色；若渴者，去半夏加瓜蒌根三两；若噎者，去麻黄加附子一枚，炮；若小便不利少腹满者，去麻黄加茯苓四两；若喘者，去麻黄加杏仁半升。

按：荛花近时无用者，《金鉴》注谓系芫花之类，攻水之力甚峻，用五分可令人下数十次，当以茯苓代之。又噎字注疏家多以呃逆解之，字典中原有此讲法，然观其去麻黄加附子，似按寒痰凝结梗塞咽喉解法，方与所加之药相宜。

后世所用小青龙汤分量

麻黄二钱，桂枝尖二钱，芍药三钱，五味子钱半，干姜一钱，甘草钱半，细辛一钱，半夏二钱。

煎一盅，作一次服。

喻嘉言曰：桂枝、麻黄无大小，而青龙汤有大小者，以桂枝、麻黄之变化多，而大青龙汤之变法不过于桂麻二汤之内施其化裁，故又立小青龙汤一法，散邪之功兼乎涤饮，取山泽小龙养成头角，乘雷雨而翻江搅海，直奔龙门之义，用以代大青龙而擅江河行水之力，立法诚大备也。昌昔谓膀胱之气流行，地气不升则天气常朗，其偶受外感，则仲景之小青龙汤一方，与大士水月光中大圆镜智无以异也。盖无形之感夹有形之痰，互为胶漆，其当胸窟宅，适在太阳经位，惟于麻黄、桂枝方中，加五味子、半夏以涤饮而收阴，干姜、细辛以散结而分解，合而用之，令药力适在痰饮绾结之处攻击片时，则无形之感从肌肤出，有形之痰从水道出，顷刻分解无余，而胸膺空旷矣。

小青龙汤所兼主诸病，喘居其末，而后世治外感痰喘者，实以小青龙汤为主方，是小青龙汤为外感中治痰饮之剂，实为理肺之剂也。肺主呼吸，其呼吸之机关在于肺叶之翕辟，其翕辟之机自如，喘病自愈。是以陈修园谓：小青龙汤当以五味、干姜、细辛为主药，盖五味子以司肺之翕，干姜以司肺之辟，细辛以发动其翕辟活泼之机，故小青龙汤中诸药皆可加减，独此三味不可加减。

按：陈氏此论甚当，至其谓细辛能发动翕辟活泼之灵机，此中原有妙理。盖细辛人皆知为足少阴之药，故伤寒少阴证多用之，然其性实能引足少阴与手少阴相交，是以少阴伤寒，心肾不交而烦躁者宜用之，又有引诸药之力上达于脑，是以阴寒头疼者必用之，且其含有龙脑气味，能透发神经使之灵活，自能发动肺叶翕辟之机使灵活也。

又邹润安谓：凡风气寒气，依于精血、津液、便溺、涕唾以为患者，并能曳而出之，使相离而不相附，审斯则小青龙汤中之用细辛，亦所以除水气中之风寒也。

仲景之方，用五味即用干姜，诚以外感之证皆忌五味，而兼痰嗽者尤忌之，以其酸敛之力甚大，能将外感之邪锢闭肺中，永成劳嗽，惟济之以干姜至辛之味，则无碍，诚以五行之理，辛能胜酸，《内经》有明文也。徐氏《本草百种注》中论之甚详，而愚近时临证品验，则另有心得：盖五味之皮虽酸，其仁则含有辛味，以仁之辛济皮之酸，自不至因过酸生弊，是以愚治劳嗽，恒将五味捣碎入煎，少佐以射干、牛蒡诸药，即能奏效，不必定佐以干姜也。

特是医家治外感痰喘喜用麻黄，而以小青龙汤治外感之喘，转去麻黄加杏仁，恒令用者生疑，近见有彰明登诸医报而议其非者，以为既减去麻黄，将恃何者以治外感之喘乎？不知《本经》谓桂枝主上气咳逆吐吸，是桂枝原能降气定喘也。诚以喘虽由于外感，亦恒兼因元气虚损不能固摄，麻黄虽能定喘，其得力处在于泻肺，恐于元气素虚者不宜，是以不取麻黄之泻肺，但取桂枝之降肺，更加杏仁能降肺兼能利痰祛邪之品以为之辅佐，是以能稳重建功也。

《伤寒论》小青龙汤为治外感因有水气作喘之圣方，而以治后世痰喘证，似有不尽吻合之处，诚以《伤寒论》所言之水气原属凉，而后世所言之痰喘多属热也。为其属热，则借用小青龙汤原当以凉药佐之。尝观小青龙汤后诸多加法，原无加石膏之例，至《金匮》治肺胀作喘，则有小青龙加石膏汤矣。仲景当日先著《伤寒论》，后著《金匮要略》，《伤寒论》中小青龙汤无加石膏之例，是当其著《伤寒论》时犹无宜加石膏之证也。至《金匮》中载有小青龙加石膏汤，是其著《金匮》时已有宜加石膏之证也。夫仲景先著《伤寒论》后著《金匮要略》，相隔不过十余年之间耳，而其病随气化之更变即迥有不同，况上下相隔千余年乎？

是以愚用小青龙汤以治外感痰喘，必加生石膏两许，或至一两强，方能奏效。盖如此多用石膏，不惟治外感之热且以解方中药性之热也。为有石膏以监制麻黄，若遇脉之实者，仍宜用麻黄一钱，试举一案以征明之。

【张锡纯验案】

堂姊丈褚樾浓，体丰气虚，素多痰饮，薄受外感，即大喘不止，医治无效，旬日喘始愈，偶与愚言及，若甚恐惧。愚曰：此甚易治，顾用药何如耳。《金匮》小青龙加石膏汤，为治外感痰喘之神方，辅以拙拟从龙汤，则其功愈显，若后再喘时，先服小青龙汤加石膏，若一剂喘定，继服从龙汤一两剂，其喘必不反复。若一剂喘未定，小青龙加石膏汤可服至两三剂，若犹未全愈，继服从龙汤一两剂必能全愈。若服小青龙加石膏汤，喘止旋又反复，再服不效者，继服从龙汤一两剂必效。遂录两方赠之，樾浓甚欣喜，如获异珍。

后用小青龙汤时，畏石膏不敢多加，虽效实无捷效，偶因外感较重喘剧，连服小青龙两剂，每剂加生石膏三钱，喘不止而转增烦躁。急迎为诊视，其脉浮沉皆有力，遂取原方加生石膏一两，煎汤服后其喘立止，烦躁亦愈，继又服从龙汤两剂以善其后。

至所谓从龙汤者，系愚新拟之方，宜用于小青龙汤后者也。其方生龙骨、生牡蛎各一两捣碎，生杭白芍五钱，清半夏、苏子各四钱，牛蒡子三钱，热者酌加生石膏数钱或至一两。

按：小青龙汤以驱邪为主，从龙汤以敛正为主。至敛正之药，惟重用龙骨、牡蛎，以其但敛正气而不敛邪气也（观《伤寒论》中仲景用龙骨、牡蛎之方可知）。又加半夏、牛蒡子以利痰，苏子以降气，芍药清热兼利小便，以为余邪之出路，故先服小青龙汤，病减去十之八九，即可急服从龙汤以收十全之功也。

龙骨、牡蛎，皆宜生用，而不可煅用者，牡蛎实与龙骨同禀至阴之性以翕收为用者也。若煅之，则伤其所禀之阴气，虽其质因煅少增黏涩，而翕收之力全无，此所以龙骨、牡蛎宜生用而不可煅用也。

若遇脉象虚者，用小青龙汤及从龙汤时，皆宜加参，又宜酌加天冬，以调解参性之热。然如此佐以人参、天冬，仍有不足恃之时。

又案：曾治一人年近六旬，痰喘甚剧，脉则浮弱不堪重按，其心中则颇觉烦躁。投以小青龙汤去麻黄加杏仁，又加生石膏一两，野台党参四钱，天冬六钱，俾煎汤一次服下。然仍恐其脉虚不能胜药，预购生山茱萸（药房中之山茱萸多用酒伴蒸熟令色黑，其酸敛之性大减，殊非所宜）三两，以备不时之需。乃将药煎服后，气息顿平，阅三点钟，忽肢体颤动，遍身出汗，又似作喘，实则无气以息，心怔忡莫支，诊其脉如水上浮麻，莫辨至数。急将所备之山茱萸急火煎数沸服下，汗止精神稍定，又添水煮透，取浓汤一大盅服下，脉遂复常，怔忡喘息皆愈。继于从龙汤中加山茱萸一两，野台党参三钱，天冬六钱，煎服两剂，痰喘不再反复。

按：此证为元气将脱，有危在顷刻之势，重用山茱萸即可随手奏效者，因人之脏腑惟肝主疏泄，人之元气将脱者，恒因肝脏疏泄太过，重用山茱萸以收敛之，则其疏泄之机关可使之顿停，即元气可以不脱，此愚从临证实验而得，知山茱萸救脱之力十倍于参芪也。因屡次重用之，以挽回人命于顷刻之间，因名之为回生山茱萸汤。其人若素有肺病常咳血者，用小青龙汤时，又当另有加减，宜去桂枝留麻黄，又宜于加杏仁、石膏之外，再酌加天冬数钱。盖咳血及吐衄之证，最忌桂枝而不甚忌麻黄，以桂枝能助血分之热也。

忆岁在癸卯，曾设教于本县北境刘仁村，愚之外祖家也，有近族舅母刘媪，年过五旬，曾于初春感受风寒，愚为诊视，疏方中有桂枝，服后一汗而愈。因其方服之有效，恐其或失，粘于壁上以俟再用。至暮春又感受风温，遂取其方自购药服之，服后遂至吐血，治以凉血降胃之药，连服数剂始愈。

6. 太阳病旋覆代赭石汤证

《伤寒论》原文

伤寒发汗，若吐，若下，解后，心下痞硬，噫气不除者，旋覆代赭石汤主之。

【提要】

痰气痞的证治。

【释义】

伤寒病在表，若汗不得法，或经吐下之误，虽表邪已解，但胃气已伤，脾胃运化腐熟功能失常，则痰饮内生；胃虚气逆，升降失和，则心下痞硬，噫气不除，治以旋复代赭汤和胃降逆、化痰下气。

本证的噫气不除，与生姜泻心汤证的干噫食臭应加以鉴别。本证之噫气不除，是指噫气频作，持续不断，而心下痞硬不能解除。因属痰气交阻之痞，故与生姜泻心汤证有别。

同时，心下痞硬，噫气不除，也有土虚木乘、肝气犯胃的因素在内，也不可不知。

旋覆代赭石汤方

旋覆花三两，人参二两，生姜五两切，代赭石一两，大枣十二枚擘，甘草三两炙，半夏半升洗。

上七味，以水一斗，煮取六升，去滓，再煮取三升，温服一升，日三服。

【张锡纯论】

心下停有水气可作干呕咳喘，然水气仍属无形，不至于痞硬也。乃至伤寒，或因汗、吐、下伤其中焦正气，致冲气、肝气皆因中气虚损而上干，迫薄于心下作痞硬，且其外呼之气必噫而后出者，则非小青龙汤所能治矣，而必须治以旋覆代赭石汤。

人之胃气，其最重之责任在传送饮食，故以息息下行为顺。乃此证因汗、吐、下伤其胃气，则胃气不能下行，或更转而上逆。下焦之冲脉（为奇经八脉之一），原上隶阳明，因胃气上逆，遂至引动冲气上冲更助胃气上逆。且平时肝气原能助胃消食，至此亦随之上逆，团结于心下痞而且硬，阻塞呼吸之气不能上达，以致噫气不除。

噫气者，强呼其气外出之声也。此中原有痰涎与气相凝滞，故用旋覆花之逐痰水、除胁满者，降胃兼以平肝；又辅以代赭石、半夏降胃即以镇冲；更伍以人参、甘草、大枣、生姜以补助胃气之虚，与平肝降胃镇冲之品相助为理，奏功自易也。

按：代赭石之原质为铁氧化合，含有金气而兼饶重坠之力，故最善平肝、降胃、镇冲，在此方中当得健将，而只用一两，折为今之三钱，三分之则一剂中只有一钱，如此轻用，必不能见效。是以愚用此方时，轻用则六钱，重用则一两。盖如此多用，不但取其能助旋覆花、半夏以平肝、降胃、镇冲也，且能助人参以辅助正气。盖人参虽善补气，而实则性兼升浮，惟藉代赭石之重坠以化其升浮，则人参补益之力下行可至涌泉，非然者但知用人参以补气，而其升浮之性转能补助逆气，而分毫不能补助正气，是用之不如不用也。

是以愚从屡次经验以来，知此方中之代赭石，即少用亦当为人参之三倍也。夫当世出一书，一经翻印其分量即恒有差谬，况其几经口授、传写，至宋代始有印版，安知药味之分量分毫无差误乎！夫郭公、夏五、三豕渡河之类，古经史且不免差误，况医书乎？用古不至泥古，此以救人为宗旨，有罪我者亦甘受其责而不敢辞也。

再者为代赭石为铁氧化合，宜生轧细用之，不宜煅用，若煅之，则铁氧分离（代赭石原是铁矿，以火煅之铁即外出），即不堪用，且其质虽硬，实同铁锈（铁锈亦系铁氧化合），即作丸散亦可生用，于脾胃固毫无伤损也。

又，旋覆花《本经》谓其味咸，主结气，胁下满，惊悸，除水；为其味咸，有似朴硝，故有软坚下行之功，是以有以上种种之功效。而药房所鬻者其味甚苦，分毫无咸意，愚对于此等药，实不敢轻用以恃之奏功也。惟敝邑（盐山）武帝台汙，其地近渤海，所产旋覆花大于药房所鬻者几一倍，其味咸而且辛，用以平肝、降胃、开痰、利气诚有殊效。

【张锡纯验案】

有姻家王姓童子，十二三岁，于晨起忽左半身手足不遂。知其为痰瘀经络，致气血不能流通也。时蓄有自制半夏若干，及所采武帝台旋覆花若干，先与以自制半夏，俾为末徐徐服之，服尽六两病愈弱半。继与以武帝台旋覆花，俾其每用二钱半，煎汤服之，日两次，旬日全愈。

盖因其味咸而兼辛，则其利痰开瘀之力当益大，是以用之有捷效也。夫咸而兼辛之旋覆花，原为罕有之佳品，至其味微咸而不甚苦者，药房中容或有之，用之亦可奏效。若并此种旋覆花亦无之，用此方时，宜将方中旋覆花减半，多加代赭石数钱，如此变通其方，亦权可奏效也。或问：人之呼吸惟在肺中，旋覆代赭石汤证，其痞硬在于心下，何以妨碍呼吸至噫气不除乎？答曰：肺者发动呼吸之机关也，至呼吸气之所及，非仅在于肺也，是以肺管有分支下连于心，再下则透膈连于肝，再下则由肝连于包肾之脂膜以通于胞室（胞室男女皆有），是以女子妊子，其脐带连于胞室，而竟能母呼子亦呼，母吸子亦吸，斯非气能下达之明征乎？由斯知心下痞硬，所阻之气虽为呼吸之气，实自肺管分支下达之气也。

7. 太阳病大陷胸汤证（附：自拟荡胸汤方）

《伤寒论》原文

太阳病，脉浮而动数。浮则为风，数则为热，动则为痛，数则为虚。头痛发热，微盗汗出，而反恶寒者，表未解也。医反下之，动数变迟，膈内拒痛，胃中空虚，客气动膈，短气烦躁，心中懊憹，阳气内陷，心下因硬，则为结胸，大陷胸汤主之。

【提要】

辨表证误下而形成结胸的证治。

【释义】

本条宜分两段理解。第一段，从“太阳病”至“表未解也”，讲的是从脉证分析而知表邪未解；第二段从“医反下之”至“大陷胸汤主之”，论误下后形成结胸的证治。

“太阳病，脉浮而动数”，是指太阳病而脉搏躁动，也就是脉浮而躁动数急。浮主风邪在表，动数则主热，应身体必有所疼痛，故云“动则为痛”。数则虽主热，但其热并未与体内有形之实邪相结，故谓“数则为虚”，可见这里的虚，并非正虚之“虚”，乃是里无实邪之意。“头痛，发热”，是属表证，但见“微盗汗出”，则反映阳热之邪较盛，且有入里的趋势。因为寐则卫气行于阴，阴者，里也，卫气行于里而是使里热外蒸，表气不故则盗汗出。此时，若表邪已尽入于里，则恶寒必罢，今仍头痛发热而反恶寒，则说明“表为解也”。既是表未解，纵有里实之热亦不可攻下，故“下之”曰“反”。如医反用下法，则使邪气内陷，结于胸膈，故脉有数而变为迟缓。喻嘉言说：迟“有结而难开之象”，所以脉迟是邪气凝结的反映。邪陷入里，正气与之抗拒相争，故“膈内拒痛”。胃气因误下而虚，邪反乘虚而犯胸膈，是谓“胃中空虚，客气动膈”。胸为气海，受邪则气机受阻，故见“短气”。心居胸中，被邪所扰，故烦躁而至懊侬。

以上诸证，皆因阳热内陷与痰水相结而致结胸的病变反映。而“心下因硬”一证，反映结胸主证已备，故当以大陷胸汤泻热逐水。

【张锡纯论】

又有痰气之凝结，不在心下而在胸中者，其凝结之痰气，填满于胸膈，至窒塞其肺中之呼吸几至停止者，此为结胸之险证，原非寻常药饵所能疗治。

脉浮热犹在表，原当用辛凉之药发汗以解其表，乃误认为热已入里，而以药下之，其胸中大气因下而虚，则外表之风热即乘虚而入，与上焦痰水互相凝结于胸膺之间，以填塞其空旷之腑，是以成结胸之证。不但觉胸中满闷异常，即肺中呼吸亦觉大有滞碍。

其提纲中既言其脉数则为热，而又言数则为虚者，盖人阴分不虚者，总有外感之热，其脉未必即数，今其热犹在表，脉之至数已数，故又因其脉数，而断其为虚也。

至于因结胸而脉变为迟者，非因下后热变为凉也，盖人之脏腑中有实在瘀积，阻塞气化之流通者，其脉恒现迟象，是以大承气汤证，其脉亦迟也。

膈内拒痛者，胸中大气与痰水凝结之气，互相撑胀而作痛，按之则其痛益甚，是以拒按也。

胃中空虚，客气动膈者，因下后胃气伤损，气化不能息息下行（胃气所以传送饮食，故以息息下行为顺），而与胃相连之冲脉（冲脉之上源与胃相连）其气遂易于上干，至鼓动膈膜而转排挤呼吸之气，使不得上升是以短气也。

烦躁者，因表热内陷于胸中扰乱其心君之火，故烦躁也。

懊侬者，上干之气欲透膈而外越，故懊侬也。

大陷胸汤方

大黄六两去皮，芒硝一升，甘遂一钱匕。

上三味，以水六升，先煮大黄，取二升，去渣，纳芒硝，煮一两沸，纳甘遂末，温服一升，得快利，止后服。所谓一钱匕者，俾匕首作扁方形，将药末积满其上，重可至一钱耳。

结胸之证，虽填塞于胸中异常满闷，然纯为外感之风热内陷，与胸中素蓄之水饮结成，纵有客气上干至于动膈，然仍阻于膈而未能上达，是以若枳实、厚朴一切开气之药皆无须用。惟重用大黄、芒硝以开痰而清热，又虑大黄、芒硝之力虽猛，或难奏效于顷刻，故又少佐以甘遂，其性以攻决为用，异常迅速，与大黄、芒硝化合为方，立能清肃其空旷之腑使毫无障碍，制此方者乃霹雳手段也。

按：甘遂之性，《本经》原谓其有毒。忆愚初学医时，曾遍尝诸药以求其实际，一日清晨，嚼服生甘遂一钱，阅一点钟，未觉瞑眩，忽作水泻，连连下行近十次，至巳时吃饭如常，饭后又泻数次，所吃之饭皆泻出，由此悟得利痰之药，当推甘遂为第一。后以治痰迷心窍之疯狂，恒恃之成功，其极量可至一钱强。然非其脉大实，不敢轻投。为其性至猛烈。

是以大陷胸汤中所用之甘遂，折为今之分量，一次所服者只一分五厘，而能导引大黄、芒硝直透结胸病之中坚，俾大黄、芒硝得施其药力于瞬息万顷。此乃以之为向导，少用即可成功，原无需乎多也。

又按：甘遂之性，原宜作丸散，若入汤剂下咽即吐出，是以大陷胸汤方必将药煎成，而后纳甘遂之末于其中也。

又甘遂之性，初服之恒可不作呕吐，如连服即易作呕吐。若此方服初次病未尽除，而需再服者，宜加生代赭石细末二钱，用此汤药送服，即可不作呕吐。

用大陷胸汤治结胸原有捷效，后世治结胸证敢用此方者，实百中无二三。一畏方中甘遂有毒，一疑提纲论脉处，原明言数则为虚，恐不堪此猛烈之剂。夫人之畏其方不敢用者，愚实难以相强，然其方固可通变也。

《伤寒论》大陷胸汤之前，原有大陷胸丸，方系大黄半斤，葶苈子半升熬，杏仁半升去皮尖熬黑，芒硝半升。

上四味，捣筛二味，次纳杏仁、芒硝，研如脂，和散，取如弹丸一枚，另捣甘遂末一钱匕，白蜜二合，水二升，煮取一升，温顿服之。

按：此方所主之证，与大陷胸汤同，因其兼有颈强如柔痉状，故于大陷胸汤中加葶苈子、杏仁，和以白蜜，连渣煮服，因其病上连颈，欲药力缓缓下行也。今欲于大陷胸汤中减去甘遂，可将大陷胸丸中之葶苈子及前治噫气不除方中之代赭石，各用数钱，加于大陷胸汤中，则甘遂不用亦可奏效。

夫代赭石饶有重坠之力前已论之，至葶苈子则味苦善降，性近甘遂而无毒，药力之猛烈亦远逊于甘遂，其苦降之性，能排逐溢于肺中之痰水，使之迅速下行，故可与代赭石共用以代甘遂也。

至大陷胸汤如此加减用者，若犹畏其力猛，愚又有自拟之方以代之，即拙著《衷中参西录》三期中之荡胸汤是也。其方：

瓜蒌仁新炒者二两捣碎，生代赭石二两轧细，苏子六钱炒捣，芒硝四钱。

药共四味，将前三味用水四盅，煎汤两盅，去渣入芒硝融化，先温服一盅，结开大便通下者，停后服。若其胸中结犹未开，过两点钟再温服一盅，若胸中之结已开，而大便犹未通下，且不觉转矢气者，仍可温服半盅。

按：此荡胸汤方不但无甘遂，并无大黄，用以代大陷胸汤莫不随手奏效，故敢笔之于书，以公诸医界也。

8. 太阳病小陷胸汤证（附：白散方）

《伤寒论》原文

小结胸病，正在心下，按之则痛，脉浮滑者，小陷胸汤主之。

【提要】

辨小结胸的证治。

【释义】

小结胸的成因与大结胸相类似，亦多有表邪入里，或表证误下，邪热内陷，与痰相结而成。其证心下硬满，按之则痛，说明邪浅热轻，病变部位比较局限，仅在心下胃脘部。其脉浮滑，浮为有热而浅，滑主痰热之邪，是属痰热互结病势轻浅之象，与大结胸脉沉紧、心下硬痛者不同。由于本证属痰热互结，其势轻浅，病位局限，不比大结胸之邪结深重，病位广泛，故称之为“小结胸”，治宜小陷胸汤清热涤痰而开结。

【张锡纯论】

《伤寒论》大陷胸汤后，又有小陷胸汤以治结胸之轻者，盖其证既轻，治之之方亦宜轻矣。

按：“心下”之处，注疏家有谓在膈上者，有谓在膈下者，以理推之，实以膈上为对。盖膈上为太阳部位，膈下则非太阳部位。且小结胸之前（百三十九节）谓：太阳病，重发汗，而复下之，不大便五六日，舌上燥而渴，日晡所小有潮热，从心下至少腹，硬满而痛不可近者，大陷胸汤主之。观此大陷胸汤所主之病，亦有从下之文，则知心上仍属胸中无疑义也。

小陷胸汤方

黄连一两，半夏半升汤洗，瓜蒌仁大者一枚。

上三味，以水六升，先煮瓜蒌，取三升，去渣，纳诸药，煮取二升，去渣，分温二服。

此证乃心君之火炽盛，铄耗心下水饮，结为热痰（脉现滑象，是以知为热痰，若但有痰而不热，当现为濡象矣），而表阳又随风内陷，与之互相胶漆，停滞于心下为痞满，以杜塞心下经络，俾不流通，是以按之作痛也。

为其病因由于心火炽盛，故用黄连以宁息心火，兼以解火热之团结；又佐以半夏开痰兼能降气；瓜蒌涤痰兼以清热。其药力虽远逊于大陷胸汤，而以分消心下之痞塞，自能胜任有余也。然用此方者，须将瓜蒌细切，连其仁皆切碎，方能将药力煎出。

又，此证若但痰饮痞结于心下，而脉无滑热之象者，可治以拙拟荡胸汤，惟其药剂宜斟酌减轻耳。

小结胸之外，又有寒实结胸，与小结胸之因于热者迥然各异，其治法自当另商。《伤寒论》谓宜治以三物小陷胸汤。又谓白散亦可服。三物小陷胸汤，《伤寒论》中未载，注疏家或疑即小陷胸汤，谓系从治之法。不知所谓从治者，如纯以热治凉，恐其格拒不受，而于纯热之中少用些些凉药为之作引也，若纯以凉治凉，是犹冰上积冰，其凝结不益坚乎！由斯知治寒实结胸，小陷胸汤断不可服，而白散可用也。爰录其方于下。

白散方

桔梗三分，巴豆一分去皮心、熬黑、研如脂，贝母三分。

上三味，为散，纳巴豆，更于臼中杵之，以白饮和服。强人半钱匕，羸者减半；病在膈上必吐，在膈下必利，不利，进热粥一杯，利过不止，进冷粥一杯。

按：方中几分之分，当读为去声，原无分量多少，如方中桔梗、贝母各三分，巴豆一分，即桔梗、贝母之分量皆比巴豆之分量多两倍，而巴豆仅得桔梗及贝母之分量三分之一也。

巴豆味辛、性热，以攻下为用，善开冷积，是以寒实结胸当以此为主药，而佐以桔梗、贝母者，因桔梗不但能载诸药之力上行，且善开通肺中诸气管使呼吸通畅也。至贝母，为治嗽要药，而实善开胸膺之间痰气郁结，卫诗谓："陟被阿丘，言采其虻。"朱注云：虻，贝母也。可以疗郁。是明征也。至巴豆必炒黑而后用者，因巴豆性至猛烈，炒至色黑可减其猛烈之性。然犹不敢多用，所谓半钱匕者，乃三药共和之分量，折为今之分量为一分五厘，其中巴豆之分量仅二厘强，身形羸弱者又宜少用，可谓慎之又慎也。

按：白散方中桔梗、贝母，其分量之多少无甚关系，至巴豆为方中主药，所用仅二厘强，纵是药力猛烈，亦难奏效。此盖其分量传写有误也，愚曾遇有寒实结胸，但用巴豆治愈一案，爰详细录，出以征明之。

【张锡纯验案】

一人，年近三旬，胸中素多痰饮，平时呼吸其喉间恒有痰声。时当孟春上旬，冒寒外出，受凉太过，急急还家，即卧床上，歇息移时，呼之吃饭不应，视之有似昏睡，呼吸之间，痰声辘辘，手摇之使醒，张目不能言，自以手摩胸际，呼吸大有窒碍。延医治之，以为痰厥，概治以痰厥诸方，皆无效。及愚视之，抚其四肢冰冷，其脉沉细欲无。因晓其家人曰：此寒实结胸证，非用《伤寒论》白散不可。遂急购巴豆去皮及心，炒黑捣烂，纸裹数层，压去其油（药房中名为巴豆霜，恐药房制不如法，故自制之），秤准一分五厘，开水送下。

移时，胸中有开通之声，呼吸顿形顺利，可作哼声，进米汤半碗。翌晨，又服一剂，大便通下，病大轻减，脉象已起，四肢已温，可以发言。至言从前精神昏愦，似无知觉，此时觉胸中似满闷。遂又为开干姜、桂枝尖、人参、厚朴诸药为一方，俾多服数剂，以善其后。

如畏巴豆之猛烈不敢轻用，愚又有变通之法，试再举一案以明之。

一妇人，年近四旬，素患寒饮，平素喜服干姜、桂枝等药。时当严冬，因在冷屋察点屋中家具为时甚久，忽昏仆于地，舁诸床上，自犹能言，谓：适才觉凉气上冲，遂至昏仆，今则觉呼吸十分努力，气息始通，当速用药救我，言际，忽又昏愦，气息几断。

时愚正在其村为他家治病，急求为诊视。其脉微细若无，不足四至，询知其素日禀赋及此次得病之由，知其为寒实结胸无疑。取药无及，急用胡椒三钱捣碎，煎两三沸，徐徐灌下，顿觉呼吸顺利，不再昏厥。

遂又为疏方，干姜、生怀山药各六钱，白术、当归各四钱，桂枝尖、半夏、甘草各三钱，厚朴、陈皮各二钱，煎服两剂，病愈十之八九。又即原方略为加减，俾多服数剂，以善其后。

谨案：有以胡椒非开结之品，何以用之而效？

为问者曰：此取其至辛之味以救一时之急，且辛热之品能开寒结，仲景通脉四逆汤所以加重干姜也。

又有以腹满用厚朴，胸满用枳实，此两证均系结胸，何以不用枳实而用厚朴？为问者曰：枳实性凉，与寒实结胸不宜；厚朴性温，且能通阳故用也。（受业张堃谨注）

9. 太阳病大黄黄连泻心汤证

《伤寒论》原文

心下痞，按之濡，其脉关上浮者，大黄黄连泻心汤主之。

【提要】

辨热痞的证治。

【释义】

心下痞，按之濡，谓心下的胃脘部位有堵闷痞塞之感，但按之却柔软，而不坚硬疼痛的，是属气痞。关脉以候脾胃，浮脉又主阳热，在此泛指阳脉而言。今阳热之脉，而又仅见于关上，说明中焦有热，而痞塞不通。然未与有形之物相结，故虽痞塞而不疼痛。

本条只举一脉一证，把热痞的病因、病机、病位、病情以及证候特点概括出来。据此既可与心下硬满、按之痛、寸脉浮、关脉沉的结胸证相鉴别。本证虽无实邪，但仍有热结，故除见心下痞、按之濡、其脉关上浮等主要脉证外，还应兼见心烦、口渴、舌红苔黄，甚至吐衄等热象。治以大黄黄连泻心汤清泻热邪，则痞自消解。

心下痞，是痞在心下。心下即胃脘，又称脘腹，为中焦之部位，属脾胃所主。脾为阴脏，其气主升；胃为阳脏，其气主降。心下部位，正是阴阳气机升降之要道。若有邪陷气结，阻滞上下气机升降，则可见心下气痞。

大黄黄连泻心汤方

大黄二两，黄连一两。

上二味，以麻沸汤二升渍之须臾，绞去渣，分温再服。

【张锡纯论】

诸陷胸汤丸及白散之外，又有泻心汤数方，虽曰泻心，实亦治胸中之病。

盖陷胸诸方所治者，胸中有形之痰水为病；诸泻心汤所治之病，胸中无形之气化为病也。

人之上焦如雾，上焦者，膈上也。所谓如雾者，心阳能蒸腾上焦之湿气作云雾而化水，缘三焦脂膜以下达于膀胱也。乃今因外感之邪气深陷胸中，与心火蒸腾之气抟结于心下而作痞。

故用黄连以泻心火，用大黄以除内陷之外邪，则心下之痞者开，自能还其上焦如雾之常矣。

至于大黄、黄连不用汤煮，而俱以麻沸汤渍之者，是但取其轻清之气以治上，不欲取其重浊之汁以攻下也。

10. 太阳病附子泻心汤证（附：自订变通方）

《伤寒论》原文

心下痞，而复恶寒汗出者，附子泻心汤主之。

【提要】

辨热痞兼阳虚的证治。

【释义】

本条承接上条，故“心下痞”亦属热痞。复见恶寒汗出，有两种可能：若属太阳中风表虚证，则必有发热。今不见发热，说明并非表不解，而是阳气虚，卫外不固所致。这里所说的阳气包括卫阳在内。卫阳根源于肾，出于下焦，经上焦开发，以温分肉，充皮肤，肥腠理，司开合，卫外而为固。今阳虚则卫阳不足，温煦失职，故恶寒；开合失司，肌表不固，所以汗出。治以附子泻心汤泻热消痞，兼以扶阳实表。

附子泻心汤方

大黄二两，黄连、黄芩各一两，附子一枚炮、去皮、破，另煮取汁。

上四味，切前三味，以麻沸汤二升渍之须臾，绞去滓，纳附子汁，分温再服。

【张锡纯论】

心下痞病，有宜并凉热之药为一方，而后能治愈者，《伤寒论》附子泻心汤所主之病是也。试再详论之。

按：附子泻心汤所主之病，其心下之痞与大黄黄连泻心汤所主之病同，因其复恶寒，且汗出，知其外卫之阳不能固摄，且知其阳分虚弱不能抗御外寒也。

夫太阳之根底在于下焦水腑，故于前方中加附子以补助水腑之元阳，且以大黄、黄连治上，但渍以麻沸汤，取其轻清之气易于上行也。以附子治下，则煎取浓汤，欲其重浊之汁易于下降也。是以如此寒热殊异之药，浑和为剂，而服下热不妨寒、寒不妨热，分途施治，同时奏功，此不但用药之妙具其精心，即制方之妙亦几令人不可思议也。

按：附子泻心汤之方虽妙，然为其大寒大热并用，医者恒不敢轻试。而愚对于此方原有变通之法，似较平易易用。其方无他，即用黄芪以代附子也。

盖太阳之腑原有二，一在膀胱、一在胸中（于六经总论中曾详言其理），而胸中所积之大气，实与太阳外表之卫气有息息密切之关系。气原属阳，胸中大气一虚，不但外卫之气虚不能固摄，其外卫之阳，亦遂因之衰微而不能御寒，是以汗出而且恶寒也。

用黄芪以补助其胸中大气，则外卫之气固，而汗可不出，即外卫之阳亦因之壮旺，而不畏寒矣。盖用附子者，所以补助太阳下焦之腑；用黄芪者所以补助太阳上焦之腑，二腑之气化原互相流通也。爰审定其方于下，以备采用。

大黄三钱，黄连二钱，生黄芪三钱。

前二味，用麻沸汤渍取清汤多半盅，后一味，煮取浓汤少半盅，浑和作一次温服。

或问：凡人脏腑有瘀，恒忌服补药，因补之则所瘀者益锢闭也，今此证既心下瘀而作痞，何以复用黄芪以易附子乎？

答曰：凡用药开瘀，将药服下，必其脏腑之气化能运行，其破药之力始能奏效，若但知重用破药以破瘀，恒有将其气分破伤而瘀转不开者，是以人之有瘀者，固忌服补气之药，而补气之药若与开破之药同用，则补气之药转能助开破之药，俾所瘀者速消。

11. 太阳病炙甘草汤证

《伤寒论》原文

伤寒，脉结代，心动悸，炙甘草汤主之。

【提要】

论心阴阳两虚的证治。

【释义】

伤寒，若病在太阳，当见恶寒、发热、脉浮等表证。今不见表证，却见脉结代、心动悸的脉证，说明病在太阳而内累少阴。因太阳与少阴为表里，太阳感寒，若少阴内虚，则极易出现少阴心悸之证。悸者，内动也；“心动悸”，形容心跳动得厉害。治以炙甘草汤补阴阳、调气血、复脉为先。

【张锡纯论】

陷胸、泻心诸方，大抵皆治外感之实证，乃有其证虽属外感，而其人内亏实甚者，则《伤寒论》中炙甘草汤所主之证是也。

脉之跳动，偶有止时，其止无定数者为结，言其脉结而不行，是以中止也；止有定数者曰代，言其脉至此即少一跳动，必需他脉代之也。二脉虽皆为特别病脉，然实有轻重之分。盖结脉止无定数，不过其脉偶阻于气血凝滞之处，而有时一止，是以为病犹轻；至代脉则止有定数，是脏腑中有一脏之气内亏，不能外达于脉之部位，是以为病甚重也。其心动悸者，正其结代脉之所由来也。

炙甘草汤方

甘草四两炙，生姜三两切，桂枝三两去皮，人参二两，生地黄一斤，阿胶二两，麦门冬半升，火麻仁半升，大枣三十枚擘。

上九味，以清酒七升，水八升，先煮八味，取三升，去滓纳胶，烊化消尽，温服一升，日三服，一名复脉汤。

按：炙甘草汤之用意甚深，而注疏家则谓，方中多用有汁浆之药，为其心血亏少，是以心中动悸以致脉象结代，故重用富有汁浆之药，以滋补心血，为此方中之宗旨，不知如此以论此方，则浅之乎视此方矣。

试观方中诸药，惟生地黄（即干地黄）重用一斤，地黄原补肾药也，惟当时无熟地黄，多用又恐其失于寒凉，故煮之以酒七升、水八升，且酒水共十五升，而煮之减去十二升，是酒性原热，而又复久煮，欲变生地黄之凉性为温性者，欲其温补肾脏也。

盖脉之跳动在心，而脉之所以跳动有力者，实赖肾气上升与心气相济，是以伤寒少阴病，因肾为病伤，遏抑肾中气化不能上与心交，无论其病为凉为热，而脉皆微弱无力，是明征也。

由斯观之，是炙甘草汤之用意，原以补助肾中之气化，俾其壮旺上升，与心中之气化相济救为要着也。至其滋补心血，则犹方中兼治之副作用也，犹此方中所缓图者也。

又，方中人参原能助心脉跳动，实为方中要药，而只用二两，折为今之六钱，再三分之一，剂中止有人参二钱，此恐分量有误，拟加倍为四钱，则奏效当速也。然人参必用党参，而不用辽参，盖辽参有热性也。

又，脉象结代而兼有阳明实热者，但治以炙甘草汤恐难奏功，宜借用白虎加人参汤，以炙甘草汤中生地黄代方中知母，生怀山药代方中粳米。

【张锡纯验案】

曾治一叟，年近六旬，得伤寒证，四五日间表里大热，其脉象洪而不实，现有代象，舌苔白而微黄，大便数日未行。为疏方：用生石膏三两，大生地一两，野台党参四钱，生怀山药六钱，甘草三钱，煎汤三盅，分三次温饮下。将三次服完，脉已不代，热退强半，大便犹未通下。遂即原方减去石膏五钱，加天冬八钱，仍如从前煎服，病遂全愈。

又，炙甘草汤虽结代之脉并治，然因结轻代重，故其制方之时注重于代，纯用补药。至结脉，恒有不宜纯用补药，宜少加开通之药，始与病相宜者。

近曾在津治一钱姓壮年，为外洋饭店经理，得伤寒证，三四日间延为诊视：其脉象洪滑甚实，或七八动一止，或十余动一止，其止皆在左部，询其得病之由，知系未病之前曾怒动肝火，继又出门感寒，遂得斯病。因此知其左脉之结，乃肝气之不舒也。为疏方。仍白虎加人参汤加减：生石膏细末四两，知母八钱，以生山药代粳米用六钱，野台党参四钱，甘草三钱，外加生莱菔子四钱捣碎，煎汤三盅，分三次温服下。结脉虽除，而脉象仍有余热，遂即原方将石膏减去一两，人参、莱菔子各减一钱，仍如前煎服，其大便从前四日未通，将药三次服完后，大便通下，病遂全愈。

按：此次所用之方中不以生地黄代知母者，因地黄之性与莱菔子不相宜也。

又，愚治寒温证，不轻用降下之品，其人虽热入阳明之腑，若无大便燥硬、欲下不下之实征，亦恒投以大剂白虎汤清其热，热清大便恒自通下。是以愚日日临证，白虎汤实为常用之品，承气汤恒终岁不一用也。

又治一叟，年过六旬，大便下血，医治三十余日，病益进，日下血十余次，且多血块，精神昏愦，延为诊视：其脉洪实异常，至数不数，惟右部有止时，其止无定数，乃结脉也。其舌苔纯黑。知系外感大实之证，从前医者但知治其便血，不知治其外感实热，可异也。

投以白虎加人参汤，方中生石膏重用四两，为其下血日久，又用生山药一两以代方中粳米，取其能滋阴补肾，兼能固元气也，煎汤三盅，分三次温服下，每次送服广三七细末一钱。

如此日服一剂，两日血止，大便犹日行数次，脉象之洪实大减，而其结益甚，且腹中觉胀。询其病因，知得于恼怒之后。遂改用生莱菔子五钱，而佐以白芍、滑石、天花粉、甘草诸药（外用鲜白茅根切碎四两，煮三四沸，取其汤代水煎药），服一剂，胀消，脉之至数调匀，毫无结象而仍然有力，大便滑泻已减半。

再投以拙拟滋阴清燥汤（方系生怀山药、滑石各一两，生杭白芍六钱，甘草三钱），一剂泻止，脉亦和平。

观上所录二案，知结脉现象未必皆属内亏，恒有因气分不舒，理其气即可愈者。

又有脉非结代，而若现雀啄之象者，此亦气分有所阻隔也。

曾治一少妇，素日多病，于孟春中旬得伤寒，四五日，表里俱壮热，其舌苔白而中心微黄，毫无津液，脉搏近六至，重按有力，或十余动之后，或二十余动之后，恒现有雀啄之象，有如雀之啄粟，恒连二三啄也。其呼吸外出之时，恒似有所龃龉而不能畅舒。

细问病因，知其平日司家中出入账目，其姑察账甚严，未病之先，因账有差误，曾被责斥，由此知：其气息不顺及脉象之雀啄，其原因皆由此也。问其大便，自病后未行。遂仍治以前案钱姓方，将生石膏减去一两，为其津液亏损，为加天花粉八钱，亦煎汤三盅，分三次温服下。

脉象已近和平，至数调匀如常，呼吸亦顺，惟大便犹未通下，改用滋阴润燥清火之品，服两剂大便通下全愈。

12. 太阳病桃核承气汤证

《伤寒论》原文

太阳病不解，热结膀胱，其人如狂，血自下，下者愈。其外不解者，尚未可攻，当先解其外。外解已，但少腹急结者，乃可攻之，宜桃核承气汤。

【提要】

指出蓄血轻证的证治，提示兼有表证，当先解表的治疗原则。

【释义】

太阳病不解，又致热结膀胱，结合“血自下，下者愈”分析，是既言病因，又言病机。说明病证因太阳表邪不解，外邪化热入里，与血结于下焦。由于血蓄下焦，故见少腹急结，心主血脉，主神志，邪热与瘀血互结，上扰心神，则见如狂之失常。对本证的治疗，其表证不解者，当先解表，不可先攻逐瘀血。外邪已解，只有蓄血证的表现，即可用桃核承气汤攻下瘀热。从病人如狂，尚未至发狂之甚；有瘀血自下，邪热随瘀而去，病证可愈的机转；兼有表证，当先解表的治则等三点分析，可以判断证属蓄血轻证。

核承气汤方

桃仁五十个去皮尖，桂枝二两去皮，大黄四两去皮，芒硝二两，甘草二两炙。

上五味，以水七升，煮取二升半，去滓，纳芒硝，更上火微沸，下火，先食温服五合，日三服。当微利。

【张锡纯论】

以上所论伤寒太阳篇，诸方虽不一致，大抵皆治太阳在经之病者也。至治太阳在腑之病其方原无多，而治太阳腑病之至剧者，则桃核承气汤是也，试再进而详论之。

此证乃外感之热，循三焦脂膜下降，结于膀胱，膀胱上与胞室之脂膜相连，其热上蒸，以致胞室亦蕴有实热，血蓄而不行，且其热由任脉上窜，扰乱神明，是以其人如狂也。然病机之变化无穷，若其胞室之血蓄极而自下，其热即可随血而下，是以其病可愈，若其血蓄不能自下，且有欲下不下之势，此非攻之使下不可。惟其外表未解，或因下后而外感之热复内陷，故又宜先解其外表，而后可攻下也。

大黄味苦、气香、性凉，原能开气破血，为攻下之品，然无专入血分之药以引之，则其破血之力仍不专，方中用桃仁者，取其能引大黄之力专入血分以破血也。徐灵胎云：桃花得三月春和之气以生，而花色鲜明似血，故凡血郁血结之疾，不能自调和畅达者，桃仁能入其中而和之，散之，然其生血之功少，而去瘀之功多者，何也？盖桃核本非血类，故不能有所补益，若瘀血皆已败之血，非生气不能流通，桃之生气在于仁，而味苦又能开泄，故能逐旧而不伤新也。至方中又用桂枝者，亦因其善引诸药入血分，且能引诸药上行，以清上焦血分之热，则神明自安，而如狂者可愈也。

特是用桃核承气汤时，又须细加斟酌，其人若素日少腹恒觉腹胀，至此因外感之激发，而腹胀益甚者，当防其素有瘀血，若误用桃核承气汤下之，则所下者，必紫色成块之血，其人血下之后，十中难救一二。若临证至不得已必须用桃核承气汤时，须将此事说明，以免病家之误会也。

按：热结膀胱之证，不必皆累及胞室蓄血也。人有病在太阳旬余不解，午前稍轻，午后则肢体酸懒，头目昏沉，身似灼热，转畏寒凉，舌苔纯白，小便赤涩者，此但热结膀胱，而胞室未尝蓄血也。此当治以经腑双解之剂，宜用鲜白茅根切细二两，滑石一两，共煮五六沸，取清汤一大盅，送服西药阿司匹林瓦许，周身得汗，小便必然通利，而太阳之表里俱清矣。

13. 太阳、阳明合病桂枝加葛根汤证

《伤寒论》原文

太阳病，项背强几几，反汗出恶风者，桂枝加葛根汤主之。

【提要】

指出太阳中风兼太阳经气不舒证的证治。

【释义】

太阳病，汗出恶风者，为太阳中风证，兼见项背强几几，是太阳经脉循行部位，出现突出的拘急不能自如俯仰，为风寒外束，经气不舒，阻滞津液不能敷布，以致经脉失于濡养。故证属太阳中风兼太阳

经气不舒。

【桂枝加葛根汤方】

桂枝三两去皮，芍药三两，甘草二两炙，生姜三两切，大枣十二枚擘，葛根四两。

上六味，以水七升，纳诸药，煮取三升，去滓，温服一升，不须啜粥，余如桂枝法将息及禁忌。

【张锡纯论】

伤寒之传经，自太阳而阳明，然二经之病恒互相连带，不能划然分为两界也。是以太阳之病有兼阳明者，此乃太阳入阳明之渐也，桂枝加葛根汤所主之病是也。

王和安曰：手阳明经，根于大肠，出络胃，外出肩背，合于督脉，其气由大肠、胃外之油膜吸水所化，循本经上出肩背。葛根纯为膜丝管之组织，性善吸水，入土最深，能吸引土下黄泉之水，化气结脂，上升于长藤支络，最与阳明经性切合，气味轻清，尤善解热，故元人张元素谓为阳明仙药也。此方以桂枝汤治太阳中风之本病，加葛根以清解阳明经之兼病，使兼及阳明经之郁热化为清阳，仍以姜、桂之力引之，从太阳所司之营卫而出。至葛根之分量用之独重者，所以监制姜、桂之热，不使为弊也。不须啜粥者，以葛根养液无须谷力之助也。

伤寒之病手经，足经皆有，因手、足之经原相毗连，不能为之分清，是以仲景著书，只浑言某经，未尝确定其为手为足也。愚于第一课首节中，曾详论之。王氏注解此方，以手经立论，原《伤寒论》中当有之义，勿讶其为特创别说也。

张拱端曰：太阳之经连风府，上头项，挟脊，抵腰，至足，循身之背。本论论太阳经病约有三样：一头痛，二项强，三背几几。头、项、背三处，一脉相贯，故又有头项强痛，项背强几几之互词，以太阳之经脉，置行于背而上于头，故不限于一处也。读者须知上节止言头痛，是经病之轻证，此节项背强几几，则经脉所受之邪较重。《内经》云："邪入于输，腰脊乃强。"今邪入于太阳之经输，致使项背强几几。察其邪入之路，从风池而入，上不干于脑，而下干于背，故头不痛而项背强也。又据汗出恶风证，是邪不独入经输，且入肌肉，故用桂枝汤以解肌，加葛根以达经输，而疗项背几几之病也。

愚按：太阳主皮毛，阳明主肌肉，人身之筋络于肌肉之中，为其热在肌肉，筋被热铄，有拘挛之意，有似短羽之鸟，伸颈难于飞举之状，故以几几者状之也。

至葛根，性善醒酒（葛花尤良，古有葛花解酲汤），其凉而能散可知。且其能鼓胃中津液上潮，以止消渴，若用以治阳明之病，是藉阳明腑中之气化，以逐阳明在经之邪也，是以其奏效自易也。

14. 太阳、阳明合病葛根汤证

《伤寒论》原文

太阳病，项背强几几，无汗，恶风者，葛根汤主之。

【提要】

指出太阳伤寒兼太阳经气不舒证的证治。

【释义】

太阳病，无汗恶风者，为太阳伤寒证。兼见项背强几几，为风寒外束，经气不舒，阻滞津液不能敷布，致太阳经脉失于濡养。

本证与原文第 14 条桂枝加葛根汤证相比，兼项背强几几虽同，但其本证分别为太阳伤寒证与太阳中风证。故汗出与否是二证的鉴别要点。

葛根汤方

葛根四两，麻黄三两去节，桂枝二两去皮，芍药二两，甘草二两炙，生姜三两切，大枣十二枚擘。

上七味㕮咀，以水一斗，先煮麻黄、葛根，减六升，去沫，纳诸药，煎取三升，去滓，温服一升。覆取微似汗，不须啜粥，余如桂枝汤法将息及禁忌。

【张锡纯论】

桂枝加葛根汤是治太阳兼阳明之有汗者。至太阳兼阳明之无汗者，《伤寒论》又另有治法矣。其方即葛根汤是也。

陈古愚曰：桂枝加葛根汤与此汤，俱治太阳经输之病，太阳之经输在背，经云："邪入于输，腰脊乃强。"师于二方皆云治项背几几，几几者，小鸟羽短，欲飞不能飞，而伸颈之象也。但前方治汗出，是邪从肌腠而入输，故主桂枝；此方治无汗，是邪从肤表而入输，故主麻黄。然邪既入输，肌腠亦病，方中取桂枝汤全方加葛根、麻黄，亦肌表两解之治，与桂枝二麻黄一汤同义而用却不同，微乎，微乎！

阳明病

1. 阳明病葛根黄芩黄连汤证（附：自订滋阴宣解汤方）

《伤寒论》原文

太阳病，桂枝证，医反下之，利遂不止，脉促者，表未解也；喘而汗出者，葛根黄芩黄连汤主之。

【提要】

论里热挟表邪下利的证治。

【释义】

“太阳病，桂枝证”，指太阳中风邪在表。在表当汗不当下，如误下，故曰“反”，（亦可看作病机的转折），以致邪气内陷而下利不止。若脉象由原来浮缓而变为急促的，说明其人阳气盛，有抗邪外达之势，则表邪未能全部内陷，故曰“表未解也”。既然表邪未解，又有里热下利，故称此证为“协热利”。表里之热迫肺，肺气不利则作喘。热邪逼迫津液外越，故汗出。表里皆热，发热一证 ，也自在言外。即为热利，其大便黏秽、暴注下迫等证在所不免。治以葛根芩连汤而两解表里之热。

葛根汤所治之下利，与葛根芩连汤之下利，两者必须鉴别。前者以二阳合病的表实证为主，辨证关键在于无汗；后者则以里热为主，辨证关键在于汗出。

葛根黄连黄芩汤方

葛根半斤，甘草二两炙，黄芩三两，黄连三两。

上四味，以水八升，先煮葛根减二升，纳诸药，煮取二升，去渣，分温再服。

【张锡纯论】

上所论二方（指桂枝加葛根汤、葛根汤），皆治太阳与阳明合病之方也。乃有其病原属太阳，误治之后，而又纯属阳明者，葛根黄芩黄连汤所主之病是也。

促脉与结、代之脉皆不同，注疏诸家多谓：脉动速，时止者曰促。夫促脉虽多见于速脉之中，而实非止也。譬如人之行路，行行且止，少停一步复行，是结、代也。又譬如人之奔驰，急急速走，路中偶遇不平，足下恒因有所龃龉，改其步武，而仍然奔驰不止，此促脉也。是以促脉多见于速脉中也。凡此等脉，多因外感之热内陷，促其脉之跳动加速，致脉管有所拥挤，偶现此象，名之为促，若有人催促之使然也。

故方中重用芩、连，化其下陷之热，而即用葛根之清轻透表者，引其化而欲散之热尽达于外，则表里俱清矣。且喘为肺病，汗为心液，下陷之热既促脉之跳动改其常度，复迫心肺之阳外越，喘而且汗。由斯知方中芩、连，不但取其能清外感内陷之热，并善清心肺之热，而汗喘自愈也。况黄连性能厚肠，又为治下利之要药乎。

若服药后，又有余热利不止者，宜治以拙拟滋阴宣解汤（系滑石、山药各一两，杭白芍六钱，甘草三钱，连翘三钱，蝉蜕去足土三钱）。

陆九芝曰：温热之与伤寒所异者，伤寒恶寒，温热不恶寒耳。恶寒为太阳主证，不恶寒为阳明主证，仲景于此，分之最严。恶寒而无汗用麻黄，恶寒而有汗用桂枝，不恶寒而有汗且恶热者用葛根。阳明之葛根，即太阳之桂枝也，所以达表也。葛根黄芩黄连汤中之芩、连，即桂枝汤中之芍药也，所以安里也。桂枝协麻黄治恶寒之伤寒，葛根协芩、连治不恶寒之温热，其方为伤寒、温热之分途，任后人审其病之为寒为热而分用之。尤重在芩、连之苦，不独可降可泻，且合苦以坚之之义：坚毛窍可以止汗，坚肠胃可以止利，所以葛根黄芩黄连汤又有下利不止之治，一方而表里兼清，此则药借病用，本不专为下利设也。乃后人视此方若舍下利一证外，更无他用者，何也！

按：用此方为阳明温热发表之药可为特识，然葛根发表力甚微，若遇证之无汗者，当加薄荷叶三钱，始能透表出汗，试观葛根汤治项背强几几、无汗恶风者，必佐以麻、桂可知也。当仲景时薄荷尚未入药，前曾论之。究之清轻解肌之品，最宜于阳明经病之发表，且于温病初得者，不仅薄荷，若连翘、蝉蜕其性皆与薄荷相近。

而当仲景时，于连翘止知用其根（即连翘赤小豆汤中之连翘）以利小便，而犹不知用连翘以发表。至于古人用蝉，但知用蚱蝉，是连其全身用之，而不知用其蜕，有皮以达皮之妙也。

盖连翘若单用一两，能于十二小时中使周身不断微汗，若止用二三钱于有薄荷剂中，亦可使薄荷发汗之力绵长。至蝉蜕若单用三钱煎服，分毫不觉有发表之力即可周身得微汗，且与连翘又皆为清表温疹之妙品，以辅佐薄荷奏功，故因论薄荷而连类及之也。

2. 深研白虎汤之功用

《伤寒论》原文

伤寒，脉浮滑，此表有热，里有寒，白虎汤主之。（此节载太阳篇）

【提要】

辨阳明病表里俱热的的脉象与证治。

【释义】

伤寒，脉浮滑，浮为热盛于外，为表有热。其证当有身热、汗自出、不恶寒、反恶热。滑为热炽于里，为里有热，当有舌上干燥而烦、大烦渴引饮不解之证。此条凭脉象以概括病机，当指阳明表里俱热之证，故用白虎汤以清阳明独盛之热。本条“表有热，里有寒”，显与临床实际不合，当是原文字句有错讹，故今据以脉测证法释为表里俱热；当与原文第350条互参。

【张锡纯论】

上所论有葛根诸方，皆治阳明在经之病者也。至阳明在腑之病，又当另议治法，其治之主要，自当以白虎汤为称首也。

按：此脉象浮而且滑，夫滑则为热入里矣，乃滑而兼浮，是其热未尽入里，半在阳明之腑，半在阳明之经也。在经为表，在腑为里，故曰：表有热，里有寒。《内经》谓：热病者，皆伤寒之类也。又谓：人之伤于寒也，则为病热。此所谓里有寒者，盖谓伤寒之热邪已入里也。陈氏之解原如斯，愚则亦以为然。至他注疏家有谓：此“寒热”二字，宜上下互易，当作外有寒里有热者，然其脉象既现浮滑，其外表断不至恶寒也。

有谓此“寒”字当系“痰”之误，因痰、寒二音相近，且脉滑亦为有痰之征也。然在寒温，其脉有滑象，原主阳明之热已实，且足征病者气血素充，治亦易愈。若因其脉滑，而以为有痰，则白虎汤岂为治痰之剂乎？

《伤寒论》原文

三阳合病，腹满身重，难以转侧，口不仁，面垢，谵语，遗尿。

发汗则谵语；下之则额上生汗，手足逆冷。若自汗出者，白虎汤主之。（此节载阳明篇）

【提要】

三阳合病邪热偏重于阳明的证治及禁例。

【释义】

本条原文末两句应接“谵语遗尿”下，属于倒装句法。此言三阳合病，但综合全部证候做出细致的分析，实即阳明里热独盛之证。由于邪热内盛，胃气不能通畅，因而腹满。阳明热盛，伤津耗气，故身重，难以转侧。胃之窍出于口，胃热炽盛，津液受灼，则口不仁。足阳明经脉绕面部，热势上蒸，所以面部油垢污浊。热扰神明则见谵语、热盛神昏；膀胱失约，故遗尿。此时邪热充斥于上下内外而见自汗出。治法应独清阳明里热，而用白虎汤治之。若误认身重为表证，妄发其汗，则津液外泄，里热愈炽而谵语更甚（《金匮玉函经》“发汗则谵语”下有“甚”字，其义可从）。若因腹满谵语而误认为阳明腑实，妄用下法，则阴液竭于下，阳气无所依附而上越，故出现额上生汗、手足逆冷之危证。

【张锡纯论】

按：证为三阳合病，乃阳明外连太阳、内连少阳也。由此知三阳会合以阳明为中间，三阳之病会合，即以阳明之病为中坚也。是以其主病之方，仍为白虎汤，势若帅师以攻敌，以全力捣其中坚，而其余者自瓦解。

《伤寒论》原文

伤寒，脉滑而厥者，里有热，白虎汤主之。（此节载厥阴篇）

【提要】

无形热郁致厥的脉象与治法。

【释义】

脉滑而厥者，此属热厥，而非寒厥。因滑为阳脉，主热，热邪郁遏于里，阳气不达四肢，则手足厥逆。阳虚肢厥，脉必微细，今脉滑而不微细，则可肯定不属阴盛阳虚，而是滑而厥外，当有胸腹灼热、烦渴、口干、舌燥、小便黄赤等里热证，用白虎汤辛寒清解里热，里热清则阳气通达，而肢厥可愈。

【张锡纯论】

按：脉滑者阳明之热传入厥阴也。其脉滑而四肢厥逆者，因肝主疏泄，此证乃阳明传来之热郁于肝中，致肝失其所司，而不能疏泄，是以热深厥亦深也，治以白虎汤，热消而厥自回矣。

或问：伤寒传经之次第，原自阳明而少阳，三传而后至厥阴，今言阳明之热传入厥阴，将勿与经旨有背谬乎？

答曰：白虎汤原为治阳明实热之正药，其证非阳明之实热者，仲景必不用白虎汤。此盖因阳明在经之热，不传于腑（若入于腑则不他传矣）而传于少阳，由少阳而为腑脏之相传（如由太阳传少阴，即脏腑相传，《伤寒论》少阴篇麻黄附子细辛汤所主之病也），则肝中传入阳明实热矣。究之，此等证，其左右两关必皆现有实热之象。盖此阳明在经之热，虽由少阳以入厥阴，必仍有余热入于阳明之腑，俾其腑亦蕴有实热，故可放胆投以白虎汤，而于胃腑无损也。

白虎汤方

知母六两，石膏一斤打碎，甘草二两炙，粳米六合。

上四味，以水一斗，煮米熟汤成，去滓，温服一升，日三服。

白虎者，西方之金神也。于时为溽暑既去，金风乍来，病暍之人当之，顿觉心地清凉，精神爽健，时序之宜人，莫可言喻。以比阳明实热之人，正当五心烦灼，毫无聊赖之际，而一饮此汤，亦直觉凉沁心脾，转瞬之间已置身于清凉之域矣。

方中重用石膏为主药，取其辛凉之性，质重气轻，不但长于清热，且善排挤内蕴之热息息自毛孔达出也。用知母者，取其凉润滋阴之性，既可佐石膏以退热，更可防阳明热久者之耗真阴也。用甘草者，取其甘缓之性，能逗留石膏之寒凉不至下趋也。用粳米者，取其汁浆浓郁能调石膏金石之药使之与胃相宜也。药止四味，而若此相助为理，俾猛悍之剂归于和平，任人放胆用之，以挽回人命于垂危之际，真无尚之良方也。何犹多畏之如虎而不敢轻用哉？

白虎汤所主之病，分载于太阳、阳明、厥阴篇中，惟阳明所载未言其脉象何如，似令人有未惬意之处。然即太阳篇之脉浮而滑及厥阴篇之脉滑而厥推之，其脉当为洪滑无疑，此当用白虎汤之正脉也。

故治伤寒者，临证时若见其脉象洪滑，知其阳明之腑热已实，放胆投以白虎汤，必无差谬，其人将药服后，或出凉汗而愈，或不出汗其热可暗消于无形。

若其脉为浮滑，知其病犹连表，于方中加薄荷叶一钱，或加连翘、蝉蜕各一钱，服后须臾，即可由汗解而愈（此理参看《衷中参西录》三期五卷寒解汤下诠解自明）。

其脉为滑而厥也，知系厥阴肝气不舒，可用白茅根煮汤以之煎药，服后须臾，厥回，其病亦遂愈。

此愚生平经验所得，故敢确实言之，以补古书所未备也。

近世用白虎汤者，恒恪守吴氏四禁。所谓四禁者，即其所著《温病条辨》白虎汤后所列禁用白虎汤之四条也。然其四条之中，显有与经旨相反之两条，若必奉之为金科玉律，则此救颠扶危挽回人命之良方，几将置之无用之地。愚非好辩，而为救人之热肠所迫，实有不能已于言者。

吴鞠通原文：白虎汤本为达热出表，若其人脉浮弦而细者不可与也，脉沉者不可与也，不渴者不可与也，汗不出者不可与也，当须识此勿令误也。

按：前两条之不可与，原当禁用白虎汤矣。

至其第三条谓不渴者不可与也。夫用白虎汤之定例，渴者加人参，其不渴者即服白虎汤原方，无事加参可知矣。吴氏以为不渴者不可与，显与经旨相背矣。且果遵吴氏之言，其人若渴即可与以白虎汤，而亦无事加参矣，不又显与“渴者加人参”之经旨相背乎？

至其第四条谓汗不出者不可与也。夫白虎汤三见于《伤寒论》，惟阳明篇中所主之三阳合病有汗，其太阳篇所主之病及厥阴篇所主之病，皆未见有汗也。仲圣当日未见有汗即用白虎汤，而吴氏则于未见有汗者禁用白虎汤，此不又显与经旨相背乎？且石膏原具有发表之性，其汗不出者不正可藉以发其汗乎？且即吴氏所定之例，必其人有汗且兼渴者始可用白虎汤。然阳明实热之证，渴而兼汗出者，十人之中不过一二人，是不几将白虎汤置之无用之地乎？

夫吴氏为清季名医，而对于白虎汤竟误设禁忌若此，彼盖未知石膏之性也。及至所著医案，曾治何姓叟，手足拘挛，因误服热药所致，每剂中用生石膏八两，服近五十日始愈，计用生石膏二十余斤。又治赵姓中焦留饮，上泛作喘，每剂药中皆重用生石膏，有一剂药中用六两、八两者，有一剂中用十二两者，有一剂中用至一斤者，共服生石膏近百斤，其病始愈。以观其《温病条辨》中，所定白虎汤之分量生石膏止用一两，犹煎汤三杯分三次温饮下者，岂不天壤悬殊哉？盖吴氏先著《温病条辨》，后著医案，当其著条辨时，因未知石膏之性，故其用白虎汤慎重若此；至其著医案时，是已知石膏之性也，故其能放胆重用石膏若此，学问与年俱进，故不失其为名医也。

按：人之所以重视白虎汤而不敢轻用者，实皆未明石膏之性也。夫自古论药之书，当以《神农本经》为称首，其次则为《名医别录》。《本经》创于开天辟地之圣神，洵堪为药性之正宗，至《别录》则成于前五代之陶弘景，乃取自汉以后及五代以前名医论药之处而集为成书，以为《本经》之辅翼（弘景曾以朱书《本经》、墨书《别录》为一书，进之梁武帝），今即《本经》及《别录》之文而细为研究之。

《本经》石膏原文：气味辛，微寒，无毒，主治中风寒热，心下逆气，惊，喘，口干舌焦，不能息，腹中坚痛，除邪鬼、产乳、金疮。

按：后世本草，未有不以石膏为大寒者，独《本经》以为微寒，可为万古定论。为其微寒，是以白虎汤中用至一斤，至吴氏医案治痰饮上泛作喘，服石膏近百斤而脾胃不伤也。其言主中风者，夫中风必用发表之药，石膏既主之则性善发表可知。至其主寒热惊喘，口干舌焦，无事诠解。至其能治心下逆气、腹中坚痛，人或疑之，而临证细心品验，自可见诸事实也。

【张锡纯验案】

曾治一人，患春温，阳明腑热已实，心下胀满异常。

投以生石膏二两，竹茹碎末五钱，煎服后，顿觉药有推荡之力，胀满与温病皆愈。

又尝治一人，少腹肿疼甚剧，屡经医治无效，诊其脉沉洪有力，投以生石膏三两，旱三七二钱（研细冲服），生蒲黄三钱，煎服两剂全愈。

此证即西人所谓盲肠炎也，西人恒视之为危险难治之病，而放胆重用生石膏即可随手奏效。

至谓其除邪鬼者，谓能治寒温实热证之妄言妄见也。治产乳者，此"乳"字当作"生"字解（注疏家多以乳字作乳汁解者，非是），谓妇人当生产之后，偶患寒温实热，亦不妨用石膏，即《金匮》谓"妇人乳中虚，烦乱呕逆，安中益气，竹皮大丸主之"者是也（竹皮大丸中有石膏）。治金疮者，人若为刀斧所伤，掺以生石膏细末，立能止血且能消肿愈疼也。

《别录》石膏原文：石膏除时气、头疼、身热、三焦大热、肠胃中结气，解肌发汗，止消渴、烦逆、腹胀、暴气、咽痛，亦可作浴汤。

按：解肌者，其力能达表，使肌肤松畅，而内蕴之热息息自毛孔透出也。其解肌兼能发汗者，言解肌之后，其内蕴之热又可化汗而出也。特是后世之论石膏者，对于《本经》之微寒既皆改为大寒，而对于《别录》之解肌发汗，则尤不相信。即如近世所出之本草，若邹润安之《本经疏证》、周伯度之《本草思辨录》，均可为卓卓名著，而对于《别录》谓石膏能解肌发汗亦有微词，今试取两家之论说以参考之。

邹润安曰：石膏体质最重，光明润泽，乃随击即解，纷纷星散，而丝丝纵列，无一缕横陈，故其性主解横溢之热邪，此正石膏解肌之所以然。至其气味辛甘，亦兼具解肌之长，质重而大寒，则不足于发汗，乃《别录》于杏仁曰解肌，于大戟曰发汗，石膏则以解肌发汗连称，岂以仲圣尝用于发汗耶？不知石膏治伤寒阳明病之自汗，不治太阳病之无汗，若太阳表实而兼阳明热郁，则以麻黄发汗，石膏泄热，无舍麻黄而专用石膏者。白虎汤治无表证之自汗，且戒人以无汗勿与，即后世发表经验之方，亦从无用石膏者，所谓发表不远热也。然则解肌非欤？夫白虎证至表里俱热，虽尚未入血分成腑实，而阳明气分之热已势成连横，非得辛甘寒解肌之石膏，由里达表以散其连横之势，热焉得除，而汗焉得止，是则石膏解肌所以止汗，非所以出汗。他如竹叶石膏汤、白虎加桂枝汤，非不用于无汗，而其证则非发表之证，学者勿过泥《别录》可耳。

无汗禁用白虎之言，《伤寒论》未见，欲自是其说，而设为古人之言以自作征据，其误古人也甚矣。至讲解肌为止汗，则尤支离，不可为训。

周伯度曰：王海藏谓石膏发汗，朱丹溪谓石膏出汗，皆以空文附和，未能实申其义。窃思方书石膏主治，如时气肌肉壮热、烦渴喘逆、中风眩晕、阳毒发斑等证，无一可以发汗而愈者，病之倚重石膏，莫如热疫。余师愚清瘟败毒散一剂用至六两、八两，而其所著《疫证一得》，则谆谆以发表致戒。顾松园以白虎汤治汪缵功阳明热证，每剂石膏用至三两，两服热顿减而遍身冷汗、肢冷发呃，群医哗然阻勿再进。顾引仲圣热深厥深，及喻氏阳证忽变阴厥，万中无一之说与辩勿听。迨投参附回阳之剂，而汗益多体益冷，复求顾诊。顾仍以前法用石膏三两，而二服后即汗止身温，此尤可为石膏解肌不发汗之明证，要之顾有定识定力，全在审证之的，而仲圣与喻氏有功后世，亦可见矣。

按：周氏之见解，与邹氏大致相同。所可异者，自不知石膏能发汗，而转笑王海藏谓石膏发汗、朱丹溪谓石膏出汗者，皆以空文附和，未能实申其义，此何异以己之昏昏訾人之昭昭也哉？至顾松园治汪缵功之热深厥深、周身冷汗，重用生石膏三两，两服病愈，以为石膏非能发汗之明证，而不知石膏能清热即能回厥，迨厥回之后，其周身之冷汗必先变为温和之汗，其内蕴之热，藉石膏发表之力，皆息息自皮毛达出，内热随汗出尽，则汗自止而病自愈也。若认为将石膏服下，其冷汗即立止而病亦遂愈，此诚不在情理中矣。

夫邹氏之《本经疏证》及周氏之《本草思辨录》，其讲解他药莫不精细入微，迥异于后世诸家本草，而独于石膏之性未能明了。甚矣！石膏之令人难知也。

愚浮沉医界者五十余年，尝精细体验白虎汤之用法，若阳明之实热，一半在经、一半在腑，或其热虽入腑而犹连于经，服白虎汤后，大抵皆能出汗，斯乃石膏之凉与阳明之热化合而为汗，以达于表也。若犹虑其或不出汗，则少加连翘、蝉蜕诸药以为之引导，服后覆杯之顷，其汗即出，且汗出后其病即愈，而不复有外感之热存留矣。

若其阳明之热已尽入腑，服白虎汤后，大抵出汗者少，不出汗者多，其出汗者热可由汗而解，其不出汗者其热亦可内消。盖石膏质重气轻，其质重也，可以逐热下行；其气轻也，可以逐热上出，俾胃腑之气化升降皆湛然清肃，外感之热自无存留之地矣。

石膏之发汗，原发身有实热之汗，非能发新受之风寒也。

【张锡纯验案】

曾治一人，年近三旬，于春初得温病，医者以温药发其汗，汗出而病益加剧，诊其脉洪滑而浮。投以大剂白虎汤，为加连翘、蝉蜕各钱半，服后遍体得凉汗而愈。然愈后泄泻数次，后过旬日，又重受外感，其脉与前次相符。乃因前次服白虎汤后作泄泻，遂改用天花粉、玄参各八钱，薄荷叶、甘草各二钱，连翘三钱，服后亦汗出遍体，而其病分毫不减。因此次所出之汗乃热汗，非凉汗也。不得已遂仍用前方，为防其泄泻，以生怀山药八钱代方中粳米，服后仍遍体出凉汗而愈。由此案观之，则石膏之妙用，有真令人不可思议者矣。重用石膏以发汗，非仅愚一人之实验也。

邑中友人刘聘卿，肺热劳喘，热令尤甚，时当季夏，病犯甚剧。因尝见愚重用生石膏治病，自用生石膏四两，煎汤一大碗顿饮下，周身得凉汗，劳喘骤见轻，隔一日又将石膏如前煎饮，病又见轻，如此隔日一饮石膏汤，饮后必然出汗，其病亦随之递减，饮过六次，而百药难愈之痼疾竟霍然矣。后聘卿与愚相遇，因问石膏如此凉药，何以能令人发汗？愚曰：石膏性善发汗，《别录》载有明文，脏腑蕴有实热之人，服之恒易作汗也。

此证因有伏气化热，久留肺中不去，以致肺受其伤，屡次饮石膏汤以逐之，则久留之热不能留，遂尽随汗出而消解无余矣。

用石膏以治肺病及劳热，古人早有经验之方，因后世未知石膏之性，即见古人之方亦不敢信，是以后世无用者。其方曾载于王焘《外台秘要》，今特详录于下，以备医界之采取。

《外台秘要》原文：治骨蒸劳热久嗽，用石膏纹如束针者一斤，粉甘草一两，研细如面，日以水调三四服，言其无毒有大益，乃养命上药，不可忽其贱而疑其寒，《名医别录》言陆州杨士丞女，病骨蒸，内热外寒，众医不能瘥，处州吴医用此方而体遂凉。

按：书中所载杨氏女亦伏气化热病。凡伏气化热之病，原当治以白虎汤，脉有数象者，白虎加人参汤，医者不知如此治法，是以久不瘥。吴医治以石膏、甘草粉，实为白虎汤之变通用法。乃有其证非如此变通用之而不能愈者（必服石膏而始愈），此愚治伏气化热临证之实验，爰录一案于下，以明用古方者，原宜因证变通也。

又案：一人年近四旬，身形素强壮，时当暮春，忽觉心中发热，初未介意，后渐至大小便皆不利，屡次延医服药，病转加剧，腹中胀满，发热益甚，小便犹滴沥可通，而大便则旬余未通矣。且又觉其热上逆，无论所服何药，下咽即吐出，因此医皆束手无策。后延愚为诊视，其脉弦长有力，重按甚实，左右皆然，视其舌苔厚而已黄，且多芒刺，知为伏气化热，因谓病者曰：欲此病愈，非治以大剂白虎汤不可。病者谓：我未受外感，何为服白虎汤？答曰，此伏气化热证也。盖因冬日或春初感受微寒，未能即病，所受之寒伏藏于三焦脂膜之中，阻塞升降之气化，久而生热，至春令已深，而其所伏之气更随春阳而化热，于斯，二热相并，而脏腑即不胜其灼热矣。此原与外感深入阳明者治法相同，是以宜治以白虎汤也。病者闻愚言而颔之，遂为开白虎汤方。

方中生石膏用三两，为其呕吐；为加生代赭石细末一两，为其小便不利；为加滑石六钱，至大便旬余不通，而不加通大便之药者，因代赭石与石膏并用，最善通热结之大便也。俾煎汤一大碗，徐徐温饮下，服后，将药吐出一半，小便稍通，大便未通下。翌日，即原方将石膏改用五两，代赭石改用两半，且仿白虎加人参汤之义，又加野台党参三钱，复煎汤徐徐温饮下。仍吐药一半，大便仍未通下。于是变汤为散，用生石膏细末一两，代赭石细末四钱和匀，为一日之量，鲜白茅根四两煎汤，分三次将药末送服，服后分毫未吐，下燥粪数枚，小便则甚畅利矣。

翌日，更仿白虎加人参汤之义，又改用野党参（古之人参生于上党，今之党参即古之人参也。然此参人工种植者多，而仍以野山自生者为贵）五钱，煎汤送服从前药末，又下燥粪数枚，后或每日如此服药，歇息一日不服药，约计共服生石膏细末斤许，下燥粪近百枚，病始霍然全愈。其人愈后，饮食增加，脾胃分毫无伤，则石膏之功用及石膏之良善可知矣。

愚用石膏治大便之因热燥结者实多次矣，或单用石膏细末，或少佐以代赭石细末，莫不随手奏效，为此次所用石膏末最多，故特志之。

3. 续申白虎加人参汤之功用

《伤寒论》原文

服桂枝汤，大汗出后，大烦渴不解，脉洪大者，白虎加人参汤主之。

【提要】

服桂枝汤后，阳明热盛，气阴两伤的证治。

【释义】

太阳中风服桂枝汤后，应以“遍身漐漐微似有汗者益佳”。今服桂枝汤而令汗出如流漓，为发汗不得法。汗生于阴而出于阳，乃阳气蒸化津液而成，今大汗出后，伤津助热，以致邪热转属阳明。阳明热盛，气液两伤，则其人大烦渴不解。所谓“大烦渴不解”，是形容烦渴之甚，由于这里的“烦”有热甚和渴甚的两层意思，故大烦渴不解又分别表示为心烦、大渴、大热大渴或大渴为甚，以至于饮水数升而不能解。脉见洪大，是阳明里热蒸腾，气血涌盛的征象。然里热盛而气液不足，故脉呈洪大而按之软亦自在言外。

原文第25条有“服桂枝汤，大汗出，脉洪大者，与桂枝汤，如前法”，与本条所述脉证相似，但治法却不相同。25条是服桂枝汤，药虽对证，但由于汗不如法，以致大汗出而表未解，脉由前之浮缓而变为洪大。脉虽变而证未变，提示太阳中风证仍在，说明此洪大脉乃是阳气仍盛于外，里无烦渴等证，所以还应治以桂枝汤，如前法服。切不可过早使用白虎汤。本条是服桂枝汤大汗出后，证见大烦渴不解、脉洪大，为表邪内陷，转属阳明而气液两伤之证，则非桂枝汤所能治，故以白虎加人参汤治疗。以上两条的辨证关键在于渴与不渴。

白虎加人参汤方

知母六两，石膏一斤碎绵裹，甘草二两炙，粳米六合，人参二两。

上五味，以水一斗，煮米熟汤成，去滓，温服一升，日三服。

【张锡纯论】

白虎汤之外，又有白虎加人参汤，以辅白虎汤之所不逮，其方五见于伤寒论，今试约略录其数节以为研究之资料。

服桂枝汤原取微似有汗，若汗出如水流漓，病必不解，此谓服桂枝汤而致大汗出，是汗出如水流漓也。因汗出过多，大伤津液，是以大烦大渴，脉洪大异常，以白虎汤解其热，加人参以复其津液而病可愈矣。

《伤寒论》原文

伤寒，若吐，若下后，七八日不解，热结在里，表里俱热，时时恶风，大渴，舌上干燥而烦，欲饮水数升者，白虎加人参汤主之。

【提要】

伤寒吐下后，热结在里，热盛津伤的证治。

【释义】

伤寒，误用吐下法后，津液受损，经数日不解，因津伤化燥，而形成阳明热结在里之证。所谓“表里俱热”，表热当指身热、汗自出、反恶热等阳明外证。里热是指舌上干燥、大烦渴不解等而言。虽时时恶风，并非太阳证。此病重点，主要是因阳明里热太盛，充斥内外，津液受伤，汗多肌疏所致，故用白虎汤直清阳明里热，加人参以益气生津。

【张锡纯论】

所谓若吐若下者，实因治失其宜，误吐误下，是以吐下后而病不愈也。且误吐则伤其津液，误下则伤其气分，津液伤损可令人作渴，气分伤损，不能助津液上潮更可作渴，是以欲饮水数升也。白虎汤中加人参，不但能生津液，且能补助气分以助津液上潮，是以能立建奇功也。

《伤寒论》原文

伤寒，脉浮，发热，无汗，其表不解者，不可与白虎汤；渴欲饮水无表证者，白虎加人参汤主之。

【提要】

阳明热盛津伤的证治。

【释义】

伤寒，脉浮，发热无汗，证属太阳伤寒，治当发汗解表。若兼有内热，亦当宗发表清里两解之法，不可误用白虎汤。用之则寒凉冰伏，徒损中阳，促使表邪内陷，造成变证。故“其表不解”，实为白虎汤及其类证之禁例。若太阳表证已解，阳明里热太盛，并见渴欲饮水等伤津耗气之证，当用白虎汤直清里热，加人参以益元气、生津液。

【张锡纯论】

凡服白虎汤之脉，皆当有滑象，脉滑者中有热也，此节之脉象但浮，虽曰发热，不过其热在表，其不可与以白虎汤之实际，实在于此。乃因节中有“无汗”及“表不解”之文，而后世之治伤寒者，或谓汗不出者，不可用白虎汤；或谓表不解者，不可用白虎汤。至引此节之文以为征据，而不能连上数句汇通读之，以重误古人。独不思太阳篇中白虎汤证，其脉浮滑，浮非连于表乎？又不思白虎汤证三见于《伤寒论》，惟阳明篇白虎汤证，明言汗出，而太阳篇与厥阴篇之所载者，皆未言有汗乎？至于其人欲饮水数升，且无寒束之表证，是其外感之热皆入于里，灼耗津液，令人大渴，是亦宜急救以白虎加人参汤而无可迟疑也。

按： 白虎加人参汤所主之证，或渴，或烦，若舌干，固由内陷之热邪所伤，实亦由其人真阴亏损也。人参补气之药，非滋阴之药，而加于白虎汤中，实能于邪火炽盛之时立复真阴，此中盖有化合之妙也。

【张锡纯验案】

曾治一人，患伤寒热入阳明之腑，脉象有力而兼硬，时作谵语。按此等脉原宜投以白虎加人参汤，而愚时当少年，医学未能深造，竟与以大剂白虎汤，俾分数次温饮下。翌日视之热已见退，而脉搏转数，谵语更甚。乃恍然会悟，改投以白虎加人参汤煎一大剂，分三次徐徐温饮下，尽剂而愈。

盖白虎汤证其脉宜见滑象，脉有硬象即非滑矣，此中原有阴亏之象，是以宜治以白虎加人参汤，而不可但治以白虎汤也。

自治愈此案之后，凡遇其人脉数或弦硬，或年过五旬，或在劳心劳力之余，或其人身形素羸弱，即非在汗吐下后，渴而心烦者，当用白虎汤时，皆宜加人参，此立脚于不败之地，战则必胜之师也。

同邑友人李曰纶，悬壶津门，曾治一阳明腑实证，其脉虽有力而数逾六至。曰纶先投以白虎汤不效，继因其脉数加玄参、沙参以滋其阴分仍不效。询方于愚。答曰：此白虎加人参汤证也。曰纶谓：此证非在汗吐下后，且又不渴不烦，何为用白虎加人参汤？愚曰：用古人之方，当即古人立方之意而推广变通之，凡白虎汤所主之证，其渴与烦者，多因阴分虚损，而脉象数者独非阴分虚损乎？曰纶闻愚言而心中会悟，改投以白虎加人参汤一剂而愈。

推广白虎加人参汤之用法，不必其人身体虚弱，或有所伤损也。

忆愚年三旬时，曾病伏气化热，五心烦热，头目昏沉，舌苔白厚欲黄，且多芒刺，大便干燥。

每日用生石膏数两煮水饮之，连饮数日，热象不退。

因思：或药轻不能胜病，乃于头午用生石膏五两煮水饮下，过午又用生石膏五两煮水饮下，一日之间共服生石膏十两，而心中分毫不觉凉，大便亦未通下。踌躇再四，精思其理，恍悟：此必伏气之所入甚深，原当补助正气，俾吾身之正气壮旺，自能逐邪外出也。于斯欲仿白虎加人参汤之义，因无确实把握，犹不敢遽用大剂，就已所预存之药，用生石膏二两，野台党参二钱，甘草钱半，适有所轧生怀山药粗渣又加少许，煎汤两盅，分三次温饮下，饮完晚间即觉清爽，一夜安睡，至黎明时少腹微疼，连泻三次，自觉伏气之热全消，再自视舌苔，已退去一半，而芒刺全无矣。

夫以常理揆之，加人参于白虎汤中，必谓能减石膏之凉力，而此次之实验，乃知人参反能助石膏之凉力，其理果安在乎？盖石膏煎汤，其凉散之力皆息息由毛孔透达于外；若与人参并用，则其凉散之力，与人参补益之力互相化合，能旋转于腑脏之间，以搜剔深入之外邪使之净尽无遗，此所以白虎加人参汤，清热之力远胜于白虎汤也。

愚生平治寒温实热，用白虎加人参汤时，恒多于用白虎汤时，而又恒因证制宜，即原方少有通变，凡遇脉过六至者，恒用生怀山药一两以代方中粳米。盖以山药含蛋白质甚多，大能滋阴补肾，而其浓郁之汁浆又能代粳米调胃也。

若遇阳明之热既实，而其人又兼下痢者，恒用生杭白芍一两以代方中知母，因芍药善清肝热以除痢疾之里急后重，而其凉润滋阴之性又近于知母也。

若妇人产后患寒温实热者，亦以山药代粳米，又必以玄参八钱以代方中知母，因山药既可补产后之肾虚，而玄参主产乳余疾，《本经》原有明文也（《本经》中石膏、玄参皆主产乳，知母未言主产乳，不敢师心自用，轻以苦寒之药施于产后也）。且玄参原非苦寒之品，实验之原甘而微苦（《本经》谓其味苦者，当系后世传写之误），是以虽在产后可放胆用之无碍也。

有外感之实热日久不退，致其人气血两亏，危险迫于目前，急救以白虎加人参汤，其病只愈一半，必继服他种补益之药始能全愈者，今试详述一案以征明之。

又案：一幼女，年九岁，于季春上旬感受温病，医者以热药发之，服后分毫无汗，转觉表里大热，盖已成白虎汤证也。医者不知按方施治，迁延二十余日，身体尪羸，危险之征兆歧出，其目睛上窜，几至不见，筋惕肉瞤，周身颤动，时作嗳声，间有喘时，精神昏愦，毫无知觉，其肌肤甚热，启其齿，见舌缩而干，苔薄微黄，其脉数逾六至，左部弦细而浮，不任重按，右部亦弦细而重诊似有力，大便旬日未行。

此久经外感之热灼耗，致气血两虚，肝风内动，真阴失守，元气将脱之候也。

宜急治以白虎加人参汤，再辅以滋阴固气之品，庶可救愈，特虑病状若此，汤药不能下咽耳。其家人谓偶与以勺水或米汤犹知下咽，想灌以药亦知下咽也，于斯遂为疏方。

第一方

生石膏细末二两，野台党参三钱，生怀山药六钱，生怀地黄一两，生山茱萸一两，甘草二钱。

共煎汤两大盅，分三次温饮下。

按：此方即白虎加人参汤以生地黄代知母、生山药代粳米，而又加山茱萸也。此方若不加山茱萸，为愚常用之方，以治寒温证当用白虎加人参汤而体弱阴亏者。今重加山茱萸一两者，诚以人当元气不固之时，恒因肝脏之疏泄而上脱，此证目睛之上窜，乃显露之征兆（当属于肝），重用山茱萸以收敛肝脏之疏泄，元气即可不脱。且喻嘉言谓：上脱之证，若但知重用人参，转令人气高不返。重用山茱萸为之辅弼，自无斯弊，可稳重建功。

将药三次服完，目睛即不上窜，身体安稳，嗳声已止，气息已匀，精神较前明了，而仍不能言，大便犹未通下，肌肤犹热，脉数已减，不若从前之浮弦，右部重诊仍似有力，遂即原方略为加减，俾再服之。

第二方

生石膏细末两半，野台党参三钱，生怀地黄一两，生山茱萸六钱，天冬六钱，甘草二钱。

煎汤两盅，分两次温饮下，每饮一次调入生鸡子黄一枚。

按：目睛已不上窜，而犹用山茱萸者，诚以此证先有嗳气之病，是其气难于上达也。凡气之难于上达者，须防其大便通后气或下脱，故用山茱萸以预防之。至于鸡子黄，化学家谓其含有副肾髓质，即善滋真阴，生用之又善润大便，是以加之。

此药日服一剂，服两日热已全退，精神之明了似将复原，而仍不能言，大便仍未通下，间有努力欲便之状。诊其脉，热象已静且微弱，拟用灌肠法通其大便。先用野台党参三钱，山茱萸、天冬各四钱，煎汤服下；然后用灌肠法以通其大便。安然通下，仍不能言，细诊其脉微弱益甚，右部关前之脉几至不见。乃恍悟：其所以不能言者，胸中大气下陷也，升补其胸中大气，使之上达于舌本，必能言矣。

第三方

生黄芪三钱，野台党参三钱，生怀山药一两，大枸杞一两，北沙参一两，天冬六钱，麦冬带心六钱，升麻一钱，桔梗钱半。

共煎汤一盅半，分两次温服下。此方连服两剂，遂能言语。

因方中重用滋阴之药以培养其精神，而精神亦复常矣。

4. 阳明病三承气汤证

《伤寒论》原文

阳明病，脉迟，虽汗出，不恶寒者，其身必重，短气，腹满而喘，有潮热者，此外欲解，可攻里也。手足濈然而汗出者，此大便已硬也。大承气汤主之。若汗多，微发热恶寒者，外未解也，其热不潮，未可与承气汤。若腹大满不通者，可与小承气汤微和胃气，勿令大泄下。

【提要】

辨阳明病可攻与不可攻及大小承气汤的证治。

【释义】

本条当分三段来解释：从“阳明病”至“大承气汤主之”为第一段。阳明病，脉迟，是由于实热壅结于里，腑气不通，脉道郁滞不利之故。其脉虽迟必按之有力。其证虽汗出却不恶寒，可知表证以解。里热炽盛，腑气壅滞，外则影响经脉气血受阻，则身重。内则气机不得通降，故短气，腹满而喘。更见潮热，是病邪归于阳明，腑有燥热结实之证。又因四肢禀气于脾胃，肠胃燥实，则四肢应有外候，津液为里热所迫而外泄，故手足濈然汗出。通过以上阳明脉迟、潮热、手足濈然汗出、腹满而喘等一系列证候来辨析，当是阳明里热太盛，腑气不通，大便硬结，已成燥矢之证，应与大承气汤，以攻下里实。

从“若汗出”至“未可与承气汤”为第二段，说明虽汗出较多，但仍有轻微的发热恶寒，是知表证未解，又无潮热，则为腑实未成，不仅禁用大承气汤，即一般下法，亦不可用。

自“若腹大满不通者”至“勿令大泄下”为第三段。如果表证已解，腹部胀满显著，大便不通，但无潮热，是虽里实满而燥结不甚。故只用小承气汤轻下，不可用大承气汤峻下。

【张锡纯论】

白虎汤及白虎加人参汤两方，皆治足阳明有实热者也。至热入手阳明之腑，致大便因热燥结，其燥结愈甚者，蕴蓄之热必愈深，此非开其燥结，其热固不能消也。若斯则攻下之剂，若承气汤诸方，在所必需矣。

王和安曰：《脉诀》迟为在脏，以邪正相搏于太阴油膜中，气不上动搏脉，故脉动濡滞也。仲景论迟，有正言者，本篇十七节所言之脉迟是也。有反言者，如太阳篇一百四十五节所言之脉迟身凉，为热结血室，及此节所言之脉迟潮热，为热结油膜是也。大抵迟为在脏，而脏寒、脏热仍以脉力之虚实定之，不得以至数分寒热也。伤寒言身重，多因热灼津液，脉痿不运；杂证身重，多以阳虚气不布津，而身体倦困。或郁气凝水，重尤甚于腰际四肢，身重之原因，固随证各异也。短气因虚寒者，必气短而息微，或渐有痰饮；短气因热促者，必气短而息粗，甚则兼喘。潮热为内有结热，卫气循行，日以定时触发。杂证结热多在血分，伤寒结热多在油分，故仲景以潮热为用硝黄之的证，至腹大满只可治以小承气也。仲景凡言满，皆指热结脉中，此兼不通则热结于脉而气因滞于油膜也。小承气君大黄入血治热源，佐朴、枳多泻脉血滞气，少泻膜中滞气，而不用硝、草引药入油，可因方治而知结热之先后矣。至潮热为油膜热结，仍可主以小承气，至手足濈然汗出，则为大便已硬，乃可投以大承气，又可因方治而知结热之所抵止矣。

按：此段疏解颇精细，惟于脉迟之理仍发挥未尽，若参观前节大陷胸汤后，愚曾论大陷胸汤兼及大承气汤证脉之所以迟，并详言其脉迟形状，与他病脉迟者迥然不同，自能于提纲中之言脉迟，了然无疑义也。

大承气汤方

大黄四两酒洗，厚朴半斤炙、去皮，枳实五枚炙，芒硝三合。

上四味，以水一斗，先煮二物，取五升，去滓，纳大黄，煮取二升，去滓，纳芒硝，更上火微煮一两沸，分温再服，得下，余勿服。

大承气汤方，所以通肠中因热之燥结也。故以大黄之性善攻下，且善泻热者为主药。然药力之行必恃脏腑之气化为斡旋之，故佐以朴、实以流通肠中郁塞之气化，则大黄之攻下自易为力矣。用芒硝者，取其性寒味咸，善清热又善软坚，且兼有攻下之力，则坚结之燥粪不难化为溏粪，而通下矣。方中之用意如此，药味无多，实能面面精到，而愚对于此方不无可疑之点，则在其药味分量之轻重也。

《本经》谓：大黄能推陈致新，是以有黄良之名，在阳明蕴有实热大便燥结者，原宜多用。至厚朴不过为大黄之辅佐品，竟重用至半斤，较大黄之分量为加倍。若按一两为今之三钱折算，复分两次服之，则一次所服之药，当有厚朴一两二钱。夫厚朴气温味辛，若多用之，能损人真气，为人所共知，而其性又能横行达表，发出入之热汗。

忆愚少时，曾治一阳明实热大便燥结证。方中用大黄三钱，服后大便未通下。改延他医，方中重用厚朴一两，服后片时，出热汗遍体，似喘非喘，气弱不足以息，未逾半日而亡矣。

此诚可为前车之鉴也。是以愚谓此方之分量必有差误，即如今人著一书几经校对，又差误歧出，况《伤寒论》一书，其初行于世者原无定本，至晋王叔和始为之编辑厘定；后至宋成无已始为之注疏付梓，此中不知几经传写，能保其无差误乎？乃后世注疏诸家，对于此等处，不顾其方之可用不可用，而必曲为之说，以致贻误后人，此正所以深误古人也。愚疑此方厚朴之分量，当亦如小承气汤为大黄分量之半，其原本或为厚朴之分量半大黄，大抵由此半字而误为半斤也。

小承气汤方

大黄四两酒洗，厚朴二两炙、去皮，枳实三枚大者炙。

上三味，以水四升，煮取一升二合，去滓，分温二服。初服汤当更衣，不尔者尽饮之，若更衣者勿服之。

大承气汤所主之病，大肠中有燥粪，是以用芒硝软坚以化其燥粪；小承气汤所主之病，为腹大满不通，是其病在于小肠而上连于胃，是以但用大黄、朴、实以开通其小肠。小肠开通下行，大便不必通下，即通下亦不至多，而胃中之食可下输于小肠，是以胃气得和也。此大、小承气汤用法之分别也。而二承气汤之外，又有调胃承气汤，更可连类论及之。

《伤寒论》原文

阳明病，不吐，不下，心烦者，可与调胃承气汤。

【提要】

阳明内实热郁心烦的证治。

【释义】

阳明病，未经使用吐下之法，而产生心烦，叫作内实，当是阳明内实，实热阻于中焦，扰乱神明，故心烦。既属阳明内实，除心烦外，当有蒸蒸发热、谵语、腹胀满、不大便等症。故可与调胃承气汤以泻热和胃。若吐下后实邪已去，余热留于胸膈，以致心烦懊憹者，名为虚烦，即栀子豉汤证。二者同属阳明病热证，同有心烦，但一虚一实，两不相素。

成无已曰：吐后心烦谓之内烦，下后心烦谓之虚烦，今阳明病不吐不下心烦，是胃有郁热也，故与调胃承气汤以下郁热。

喻嘉言曰：津液既不由吐下而伤，则心烦明系胃中热炽，故可与调胃承气汤。

王和安曰：从胃缓调，使和而止，殆非下比也，谓其可与，盖犹有不可与者在，当精审而慎用之。

调胃承气汤方

大黄四两去皮、清酒洗，甘草一两炙，芒硝半升。

上二味，㕮咀，以水三升煮取一升，去滓，纳芒硝，再上火微煮令沸，少少温服之。

【张锡纯论】

大黄虽为攻下之品，原善清血分之热，心中发烦，实为血分有热也。大黄浸以清酒，可引其苦寒之性上行，以清心之热而烦可除矣。证无大便燥结而仍用芒硝者，《内经》谓：热淫于内，治以咸寒，芒硝味咸性寒，实为心家对宫之药（心属火，咸属水，故为心家对宫之药），其善清心热，原有专长，故无大便燥结证而亦加之也。用甘草者，所以缓药力之下行，且又善调胃也。不用朴、实者，因无大便燥结及腹满之证也。

承气汤虽有三方，而小承气及调胃承气，实自大承气变化而出。《伤寒论》所载三承气，主治之证不胜录，然果洞悉三方之各有用意，及三方药力轻重各有区别，且所主之病虽有上中下之分，而究之，治上可及于中，治中可及于下，分治之中，仍有连带关系，自能凡遇宜用承气汤证，斟酌其宜轻宜重，分别施治而无差谬矣。

至于愚用承气汤之经过，又恒变化多端，不拘于三承气汤中之药味也。今试举数案以征明之。

大承气汤所主之证，原宜脉迟，其有脉不迟而洪实有力者，亦不妨用。惟其脉不迟而转数，若因大便燥结，而遽投以大承气汤，其脉之无力者，恒因大便通后而虚脱；其脉之有力者，下后纵不至虚脱，其病亦必不能愈，所谓降后不解也。凡遇此等脉，必设法将其脉数治愈，然后再通其大便。

【张锡纯验案】

曾治一叟，年近六旬，因外感之热过甚，致大便旬日未通，其脉数逾六至，心中烦热。延医数人，皆不敢用降下之剂。然除降下外，又别无治法。愚诊其脉象虽数，重按甚实，遂先投以大剂白虎加人参汤，每剂分三次温服下，连服两剂，壮热全消，脉已不数，大便犹未通下。继用净芒硝细末三钱，蜂蜜一两，开水冲服，大便通下，病遂愈。

又曾治一少年，因外感实热，致大便燥结，旬余未下，其脉亦数逾六至，且不任重按。亦投以白虎加人参汤，以生地黄代方中知母，生山药代方中粳米，煎汤一大碗，俾分多次徐徐温饮下。初服一剂，脉数见缓，遂即原方略为减轻，俾再煎服。拟后服至脉象复常，再为通其大便。孰意次剂服完而大便自通下矣。且大便通下后，外感之实热亦消解无余矣。此直以白虎加人参汤代承气汤也。

自治愈此病之后，凡遇有证之可下而可缓下者，恒以白虎汤代承气，或以白虎加人参汤代承气，其凉润下达之力，恒可使大便徐化其燥结，无事用承气而自然通下，且下后又无不解之虞也。

又治一少妇，于大怒之余感冒伤寒，热传阳明，大便燥结。医者两次投以大承气皆吐出。诊其脉弦长有力。盖脉现弦长，无论见于何部，皆主肝火炽盛，此不受药之所以然也。遂于大承气汤中将朴、实减轻（朴、实各用钱半），加生杭白芍、生代赭石各一两，临服药时，又恐药汤入口即吐出，先用白开水送服生代赭石细末三钱（代赭石质同铁锈，因铁锈为铁氧化合，代赭石亦铁氧化合也，故研细为细末可服，凡吐甚者，煎汤服之，或不效，服其细末必能立止），继将药服下，阅三点钟，大便通下而病即愈矣。

又治一人，素伤烟色，平日大便七八日一行，今因受外感实热，十六七日大便犹未通下，心中烦热，腹中胀满。用洗肠法下燥粪少许，而胀满烦热如旧。医者谓其气虚脉弱，不敢投降下之药。及愚诊之，知其脉虽弱而火则甚实，遂用调胃承气汤加生野台党参四钱，生代赭石、天门冬各八钱，共煎汤一大碗，分三次徐徐温饮下。饮至两次，腹中作响，觉有开通之意，三次遂不敢服，迟两点钟大便通下，内热全消，霍然愈矣。

有服承气汤后，大便之燥结不下，继服些许他药，而燥结始下者，试再举两案以明之。

邑中名医刘肃亭（蕴度）先生，愚初学医时，家中常延之。一日，见先生治一伤寒热入阳明，大便燥结证。从前医者，投以大承气汤两剂不下。继延先生治之，单用威灵仙三钱，煎汤服后大便通下，病亦遂愈。愚疑而问曰：威灵仙虽能通利二便，以较硝、黄攻下之力实远不如。乃从前服大承气汤两剂，大便不下，何先生只用威灵仙三钱而大便即下乎？答曰：其中原有妙理。乃前后所用之药相藉以成功也。盖其从前所服之大承气汤两剂，犹在腹中，因其脏腑之气化偶滞，药力亦随之停顿，藉威灵仙走窜之力以触发之，则硝、黄力之停顿者，可陡呈其开通攻决之本性，是以大便遂通下也。是威灵仙之于硝、黄，犹如枪炮家导火之线也。

愚闻如此妙论，顿觉心地开通，大有会悟，后有仿此医案之时，亦随手奏效。因并录之于下，由此知医学虽贵自悟，亦必启发之有自也。

邻村霍印科，愚师兄弟也。当怒动肝火之余，感受伤寒，七八日间腹中胀满，大便燥结。医者投以大承气汤，大便未通下，肋下转觉疼不可支。其脉左部沉弦有力。知系肝经气郁火盛。急用柴胡三钱，生麦芽一两，煎汤服后，至半点钟肋下已不觉疼，又迟一点余钟，大便即通下。大便下后，腹即不胀，而病脱然全愈矣。

此案实仿前案之义，亦前后药力相借以通大便也。盖肾为二便之关，肝行肾之气，肝又主疏泄，大便之通与不通，实与肝有关系也。调其肝郁，即可以通行大便，此中原有至理。

至于调肝用柴胡而又必佐以生麦芽者，因麦芽生用亦善调肝者也。且柴胡之调肝在于升提，生麦芽之调肝在于宣通，若因肝不舒但用柴胡以升提之，恐初服下时肋下之疼将益剧，惟柴胡之升提，与麦芽之宣通相济以成调肝气之功，则肝气之郁者自开，遏者自舒，而徐还其疏泄之常矣。且柴胡之性不但善调肝气也，《本经》谓柴胡主心腹肠胃中结气，饮食积聚，寒热邪气，推陈致新。三复《本经》之文，是柴胡不但善于调肝，兼能消胀满通大便矣。然柴胡非降下之药也，其于大便之当通者，能助硝、黄以通之；若遇脾胃之气下溜、大便泄泻者，伍以芪、术转能升举脾胃之气以止泄泻。柴胡诚妙药也哉。善于用柴胡者，自能深悟此中之妙理也。

至于妊妇外感热实，大便燥结者，承气汤亦不妨用，《内经》所谓“有故无殒，亦无殒也”。然此中须有斟酌：以上所列方中诸药，芒硝断不可用，至代赭石则三月以前可用，三月以后不可用，其余虽皆可用，然究宜先以白虎汤或白虎加人参汤代承气，即不能完全治愈，后再用承气时亦易奏效也。

又案：曾治一妇人，妊过五月，得伤寒证，八九日间，脉象洪实，心中热而烦躁，大便自病后未行，其脐上似有结粪，按之微疼。因其内热过甚，先用白虎加人参汤清之，连服两剂，内热颇见轻减，而脐上似益高肿，不按亦疼。知非服降下之药不可也。然从前服白虎加人参汤两剂，知其大便虽结不至甚燥。治以降下之轻剂当可奏效，为疏方：用大黄、野台党参各三钱，真阿胶（不炒，另炖兑服）、天冬各五钱。煎汤服下，即觉脐上开通，过一点钟，疼处即不疼矣。又迟点半钟，下结粪十余枚，后代溏粪，遂觉霍然全愈，后其胎气亦无所损，届期举子矣。至方中之义，大黄能下结粪，有人参以驾驭之，则不至于伤胎；又辅以阿胶，取其既善保胎，又善润肠，则大便之燥者可以不燥矣。用天冬者，取其凉润微辛之性（细嚼之实有辛味），最能下行以润燥开瘀，兼以解人参之热也。

5. 阳明病茵陈蒿汤、栀子柏皮汤、麻黄连轺赤小豆汤诸发黄证

《伤寒论》原文

阳明病，发热，汗出者，此为热越，不能发黄也；但头汗出，身无汗，剂颈而还，小便不利，渴引水浆者，此为瘀热在里，身必发黄，茵陈蒿汤主之。

【提要】

阳明瘀热在里发黄的证治。

【释义】

阳明病属里热实证，其主证有发热汗出，是热势向外宣达而不能发黄。若热与湿合，湿热郁遏，胶结不解，出现但头汗出，至颈而止，身体无汗，是湿热上蒸而不得外散。小便不利，是湿热内郁而不得下行。又因瘀热在里而渴引水浆，益增其湿，湿热熏蒸，身必发黄。治法当用茵陈蒿汤清利湿热以退黄。

【张锡纯论】

阳明原属燥金，其为病也多燥热，白虎、承气诸方，皆所以解阳明之燥热也。然燥热者，阳明恒有之正病，而有时间见湿热为病，此阳明之变病也。其变病果为何病，阳明篇中诸发黄之证是也。试再进而详论之。

作酒曲者，湿窨以生热，热与湿化合即生黄色，以之例人，其理同也。是以阳明病发热汗出者，热外越而湿亦随之外越，即不能发黄，若其热不外越而内蕴，又兼其人小便不利，且饮水过多，其湿与热必至化合而生黄，是以周身必发黄也。主以茵陈蒿汤者，以茵陈蒿汤善除湿热也。

茵陈蒿汤方

茵陈蒿六两，栀子十四枚擘，大黄二两去皮。

上三味，以水一斗二升，先煮茵陈，减六升，纳二味，煮取三升，去滓，分三服。小便当利，尿如皂荚汁状，色正赤，一宿腹减，黄从小便去也。

茵陈为青蒿之嫩者，蒿子落地，至仲秋生芽，贴地长小叶，严冬之时埋藏于冰雪之中，而其叶不枯，甫交春令，得少阳最初之气而勃然发生，其性寒味苦，具有生发之气，寒能胜热，苦能胜湿，其生发之气能逐内蕴之湿热外出，故可为湿热身黄之主药。佐以栀子、大黄者，因二药亦皆味苦性寒也，且栀子能屈曲引心火下行以利小便。大黄之色能直透小便（凡服大黄者，其小便即为大黄之色，是大黄能利小便之明征），故少用之亦善利小便。至茵陈虽具有升发之性，《别录》亦谓其能下利小便，三药并用，又能引内蕴之热自小便泻出，是以服之能随手奏效也。

《伤寒论》原文

伤寒七八日，身黄如橘子色，小便不利，腹微满者，茵陈蒿汤主之。

【提要】

反复辨析湿热发黄的证治。

【释义】

本条应与上条茵陈蒿汤证合参。上条侧重叙述其病因，本条则详述其证候。伤寒七八日，身黄如橘子色，是色泽鲜明，为阳黄，属阳明湿热发黄，并当有身黄、目黄、小便黄等特征。湿与热合，郁积于里，腑气壅滞，故腹满。湿热不得从下渗泄，所以小便不利，当用茵陈蒿汤以清利湿热而退黄。

【张锡纯论】

身黄如橘而腹满，小便不利，此因湿热成病可知，故亦治以茵陈蒿汤也。

《伤寒论》原文

伤寒身黄，发热，栀子柏皮汤主之。

【提要】

伤寒身黄发热的证治。

【释义】

伤寒身黄发热，当是湿热郁遏于里而不得宣发于外所致，病属阳黄，亦即湿热发黄。除有黄疸等特征外，并当有心烦懊侬、口渴、苔黄等症。因其外无头痛、恶寒等表证，内无腹满、大便秘结等里证，故主用栀子柏皮汤，以清泄湿热而退黄。

【张锡纯论】

此节示人，但见其身黄发热，即无腹满、小便不利诸证，亦直可以湿热成病断之也。

栀子柏皮汤方

栀子十五个擘，甘草一两炙，黄柏二两。

上三味，以水四升，煮取一升半，去滓，分温再服。

此方之用意，欲以分消上、中、下之热也，是以方中栀子善清上焦之热，黄柏善清下焦之热，加甘草与三药并用，又能引之至中焦以清中焦之热也。且栀子、黄柏皆过于苦寒，调以甘草之甘，俾其苦寒之性味少变，而不至有伤于胃也。

《伤寒论》原文

伤寒瘀热在里，身必黄，麻黄连轺赤小豆汤主之。

【提要】

阳黄兼表的证治。

【释义】

伤寒表邪未解，当有发热、恶寒、无汗、身痒等表证。又因热不外泄，与湿相合，湿热郁遏于里，势必发黄。此是阳黄兼表之证。治法单纯清利或解表，均非所宜。故主用麻黄连轺赤小豆汤，一则以解表散邪，一则以清热除湿以退黄。

麻黄连轺赤小豆汤方

麻黄二两去节，赤小豆一升，连轺二两，杏仁二十个去皮尖，大枣十二枚擘，生梓白皮一升切，生姜二两切，甘草二两炙。

上八味，以潦水一斗，先煮麻黄，再沸，去上沫，纳诸药，煮取三升，去滓，分温三服，半日服尽。

【张锡纯论】

按：连轺非连翘，乃连翘根也。其性凉能泻热，兼善利湿，后世改用连翘，则性不同矣。赤小豆，即作饭之小豆，形如绿豆而色赤者，非南来之红豆也。梓白皮，药房无鬻者，有梓树处自加之可也。陈修园云：若无梓白皮，可以茵陈代之。

唐容川曰：在里言在肌肉中，对皮毛而言，则为在里也。肌是肥肉，气分所居；肉是瘦肉，血分所藏。若热入肌肉，令气血相蒸则汗滞不行，是名瘀热。气瘀则为水，血瘀则为火，水火蒸发于肌肉中，现出土之本色，足以发黄。故用麻黄、杏仁发皮毛以散水于外，用梓白皮以利水于内，梓白皮象人之膜，人身肥肉均生于膜上，膜中通利，水不停，汗则不蒸热，故必利膜而水乃下行，此三味是去水分之瘀热也。连翘散血分之热，赤豆疏血分之结，观仲景赤小豆当归散是疏结血，则此处亦同，此二味是去血分之瘀热也。尤必用甘、枣、生姜宣胃气，协诸药使达于肌肉，妙在潦水，是云雨既解之水，用以解水火之蒸郁为切当也。即方观证，而义益显明。

按：身发黄与黄疸不同。黄疸为胆汁妄行于血中，仲景书中虽未明言，而喻嘉言《寓意草》于钱小鲁案中曾发明之。彼时西人谓胆汁溢于血中之说，犹未入中国也。至身发黄之病，猝成于一两日间，其非胆汁溢于血分可知矣。茵陈为治热结黄疸之要药，《本经》载有明文，仲景治身发黄亦用之者，诚以二证之成皆由于湿热，其湿热由渐而成，则为黄疸，其湿热因外感所束，仓猝而成，则为身发黄，是以皆可以茵陈蒿治之也。

身发黄之证，不必皆湿热也。阳明篇七十六节云：伤寒发汗已，身目为黄，所以然者，以寒湿在里不解故也，以为不可下也，于寒湿中求之。

程应旄曰：其人素有湿邪，汗后之寒与宿湿郁蒸为热，非实热也，故不可下，仍当于寒湿责其或浅或深而治之。

王和安曰：黄为油热色，油中含液而包脉孕血，液虚血燥则热甚为阳黄，身黄发热之栀子柏皮证也。油湿血热相等而交蒸，为小便不利，身黄如橘之茵陈蒿证也。油寒膜湿，郁血为热，则寒湿甚而为阴黄，即茵陈五苓证也。病有热而治从寒湿，玩“以为”二句，语气之活自可想见。盖以为不可下，明见有可下之热黄也。在于寒湿中求之，言治法求之寒湿，明见黄证不纯为寒湿也。凡一证二因者，治从其甚，可于二语见之。

上程氏、王氏之论皆精细，而愚于此节之文则又别有会悟，试引从前治愈之两案以明之。

【张锡纯验案】

曾治一人受感冒，恶寒无汗，周身发黄。以麻黄汤发之，汗出而黄不退。细诊其脉，左部弦而无力，右部濡而无力。知其肝胆之阳不振，而脾胃又虚寒也。盖脾胃属土，土色本黄，脾胃有病，现其本色，是以其病湿热也，可现明亮之黄色，其病湿寒也，亦可现黯淡之黄色。

观此所现之黄色，虽似黯淡而不甚黯淡者，因有胆汁妄行在其中也。此盖因肝胆阳分不振，其中气化不能宣通胆汁达于小肠化食，以致脏管闭塞，胆汁遂蓄极妄行，溢于血分而透黄色，其为黄色之根源各异，竟相并以呈其象，是以其发黄似黯淡而非黯淡也。审病既确，遂为拟分治左右之方以治之。

生黄芪六钱，桂枝尖二钱，干姜三钱，厚朴钱半，陈皮钱半，茵陈二钱。上药六味，共煎汤一大盅，温服。

方中之义，用黄芪以助肝胆之阳气，佐以桂枝之辛温，更有开通之力也。用干姜以除脾胃之湿寒，辅以厚朴能使其热力下达。更辅以陈皮，能使其热力旁行，其热力能布护充周，脾胃之寒湿自除也。用茵陈者，为其具有升发之性，实能开启胆管之闭塞，且其性能利湿，更与姜、桂同用，虽云苦寒而亦不觉其苦寒也。况肝胆中寄有相火，肝胆虽凉，相火之寄者仍在，相火原为龙雷之火，不可纯投以辛热之剂以触发之，少加茵陈，实兼有热因寒用之义也。

又治一人，时当仲秋，寒热往来，周身发黄，心中烦热，腹中又似觉寒凉，饮食不甚消化，其脉左部弦硬，右部沉濡。心甚疑之，问其得病之由，答云：不知。因细问其平素之饮食起居，乃知因屋宇窄隘，六七月间皆在外露宿，且其地多潮湿，夜间雾露尤多。乃恍悟此因脏腑久受潮湿，脾胃属土，土为太阴，湿郁久则生寒，是以饮食不能消化。肝胆属木，木为少阳，湿郁久则生热，又兼有所寄之相火为之熏蒸，以致胆管肿胀闭塞，是以胆汁妄行，溢于血中而身黄也。舌上微有白苔，知其薄受外感，侵入三焦，三焦原为手少阳与足少阳并为游部，一气贯通，是以亦可作寒热。原当以柴胡和解之，其寒热自已。茵陈性近柴胡，同为少阳之药，因其身发黄，遂用茵陈三钱以代柴胡，又加连翘、薄荷叶、生姜各三钱，甘草二钱。煎汤服后，周身得汗（足少阳不宜发汗，手少阳宜发汗），寒热往来愈，而发黄如故。于斯就其左右之脉寒热迥殊者，再拟一方治之。

茵陈三钱，栀子三钱，干姜三钱，白术三钱炒，厚朴二钱，焰硝五分研细。上六味，将前五味煎汤一大盅，乘热纳硝末溶化服之。

方中之义，用栀子、茵陈以清肝胆之热，用干姜、白术、厚朴以除脾胃之寒，药性之凉热迥然不同，而汇为一方自能分途施治也。用焰硝者，因胆管之闭塞，恒有胆石阻隔，不能输其胆汁于小肠，焰硝之性善消，即使胆管果有胆石，服之亦不难消融也。

6. 阳明病猪苓汤证

《伤寒论》原文

阳明病……若脉浮发热，渴欲饮水，小便不利者，猪苓汤主之。

【提要】

承原文 221 条而言阳明津伤水热互结的证治。

【释义】

本条省略号下一“若”字，是承接 221 条而来，也是设法御病之词，阐述阳明病误下后余热留于胸膈者，有里热太盛津气受伤者，亦有下后出现水热互结之证。本条是下后津液受伤，阳明余热犹存，故脉浮发热、渴欲饮水。小便不利，则是水热结于下焦，亦是猪苓汤的主证。故用猪苓汤，取其清热育阴利水之功。

【张锡纯论】

发黄之证，多成于湿热，诸治发黄之方，皆治湿热之方也。乃有本阳明病，其人蕴有湿热而不发黄者，自当另议治法，而阳明篇中亦曾载其治方矣。

张拱端曰：肺脉浮，肺主皮毛，故脉浮发热为肺病。经云："饮入于胃，游溢精气，上输于脾，脾气散精，上归于肺，通调水道，下输膀胱，水精四布，五经并行。"是渴为肺不四布水精，小便不利为肺不通调水道下输膀胱，非若口干舌燥之渴热在于胃也。上节之渴关于胃，宜白虎加人参；此节之渴关于肺，宜猪苓汤。

按：此节所谓脉浮者，乃病入阳明，而犹连太阳之腑也。盖太阳之病，在经脉浮，在腑亦脉浮，此因太阳之腑蕴有实热，以致小便不利，而热之入于阳明者，不能由太阳之腑分消其热下行，转上逆而累及于肺，是以渴欲饮水也。治以猪苓汤，是仍欲由太阳之腑分消其热也。

猪苓汤方

猪苓去皮、茯苓、阿胶、滑石、泽泻各一两。

上五味，以水四升，先煮四味取二升，去滓，纳阿胶，烊消，温服七合，日三服。

猪苓、茯苓，皆为渗淡之品，而猪苓生于枫下，得枫根阴柔之气（茯苓生于松下，松经霜弥茂，猪苓生于枫下，枫经霜红陨，则枫性之阴柔可知也），以其性善化阳，以治因热小便不利者尤宜，故用之为主药。用泽泻者，因其能化水气上升以止渴，而后下降以利小便也。用滑石者，其性可代石膏，以清阳明之实热，又能引其热自小便出也。用阿胶者，因太阳之腑原与少阴相连，恐诸利水之药或有损于少阴，故加阿胶大滋真阴之品，以助少阴之气化也。

西医虽未能将肾之功用发挥尽至，而谓其能漉水亦自可取。若少阴衰弱，不能作强，则失其职，即为小便不通之证，法当以渗淡通利之品治之。然专用通利诸药亦有不能奏效者，且虑其伤肾故加阿胶以助少阴之气化，少阴壮旺，自能助利水诸药通调水道矣。（受业宝和谨识）

陈古愚曰：此汤与五苓之用有天渊之别，五苓治太阳之水，太阳司寒水，故加桂以温之，是暖肾以行水也。此汤治阳明、少阴结热，二经两关津液，惟取滋阴以行水。盖伤寒表证最忌亡阳，而里热又患亡阴，亡阴者亡肾中之阴与胃之津液也。若过于渗利，则津液反致耗竭，方中阿胶即从利水中育阴，是滋养无形以行有形也。故仲景云：汗多胃燥，虽渴而里无热者，不可与也。

《金鉴》注曰：太阳烦热无汗，小便利者，大青龙汤证也。小便不利者，小青龙去半夏加花粉、茯苓证。烦热有汗而渴，小便利者，桂枝合白虎汤证；小便不利者，五苓散证。阳明病烦热无汗而渴，小便利者，宜葛根汤加石膏主之；小便不利者，以五苓散加石膏、寒水石、滑石主之。阳明病烦热有汗而渴，小便利者，宜白虎汤；小便不利者，以猪苓汤。少阳病寒热，无汗而渴，小便利者，以柴胡汤去半夏加花粉；小便不利者，当以小柴胡加茯苓。太阴无渴证，少阴阳邪烦呕，小便赤而渴者，以猪苓汤；少阴阴邪下利，小便白而渴者，以真武汤。厥阴阳邪消渴者，白虎加人参汤；厥阴阴邪转属阳明，渴欲饮水者，少少与之则愈。证既不同，法亦各异，当详审而明辨之。

7. 阳明病四逆汤证

《伤寒论》原文

脉浮而迟，表热里寒，下利清谷者，四逆汤主之。

【提要】

表热里寒，寒极于里，虚热外浮的证治。

【释义】

太阳篇第176条言脉浮滑，表有热里有寒，为表里俱热。此条脉浮而迟，实为表热里寒，此表指少阴而言，少阴亦为表，下利清谷说明里虚寒，不化水谷，故舍表救里，以四逆汤，但不若四通汤更为合拍，方中以附子、干姜温里，葱白性温发汗而解表，两解其表里。故下利兼有表证，可分两法，兼表阳证以葛根汤，兼表阴证以白通汤。本条及以下几条均非阳明病，乃是不可下之证，放于本篇中，以资鉴别与重视。

【张锡纯论】

总计阳明篇中之病证，大抵燥而且热也，其有不燥而转湿者，此阳明之变证也。于治发黄诸方，曾发明之矣。更有不热而反寒者，此亦阳明之变证也。夫病既寒矣，必须治以热剂，方为对证之药，是则温热之剂，又宜讲求矣。

外感之着人，恒视人体之禀赋为转移，有如时气之流行，受病者或同室同时，而其病之偏凉偏热，或迥有不同。盖人之脏腑素有积热者，外感触动之则其热益甚；其素有积寒者，外感触动之则其寒亦益甚也。明乎此，则可与论四逆汤矣。

四逆汤方

甘草二两炙，干姜两半，附子一枚生用、去皮、破八片。

上三味，以水三升，煮取一升二合，去滓，分温再服，强人可大附子一枚，干姜三两。

干姜为温暖脾胃之主药，伍以甘草，能化其猛烈之性使之和平，更能留其温暖之力使之常久也。然脾胃之温暖，恒赖相火之壮旺，附子色黑入肾，其非常之热力，实能补助肾中之相火，以厚脾胃温暖之本源也。方名四逆者，诚以脾主四肢，脾胃虚寒者，其四肢常觉逆冷，服此药后，而四肢之厥逆可回也。

方中附子注明生用，非剖取即用也。

按：附子之毒甚大，种附子者，将附子剖出，先以盐水浸透，至药房中又几经炮制，然后能用，是知方中所谓附子生用者，特未用火炮熟耳。

又按：乌头、天雄、附子、侧子，原系一物，种附子于地，其当年旁生者为附子，附子外复旁生小瓣为侧子，其原种之附子本身变化为乌头，若附子经种后，其旁不长附子，惟本身长大即为天雄。天雄之热力最大，此如蒜中之独头蒜，实较他蒜倍辣也。天雄之色较他附子独黑，为其色黑，其力能下达，佐以芍药，能收敛浮越之阳下归其宅；为其独头无瓣，故所切之片为圆片，其热力约大于寻常附子三分之一。方上开乌附子，药房给此，开天雄药房亦应给此。若此药以外，复有所谓天雄者，乃假天雄也。

少阳病

1. 少阳病提纲及汗、吐、下三禁

《伤寒论》原文

少阳之为病，口苦，咽干，目眩也。

【提要】

少阳病提纲。

【释义】

病入少阳，邪在半表半里，以致枢机不利，胆火上炎，灼伤津液，故见口苦、咽干。手足少阳经脉起讫于目锐眦，且胆与肝合，肝开窍于目，邪热循经上干空窍，故头目昏眩。

少阳病除口苦、咽干、目眩外，其主证尚有往来寒热、胸胁苦满、默默不欲饮食、心烦喜呕等。其致病因素与发病机理，则是外邪侵入少阳，正邪相争，少阳枢机不利，进而影响脾胃之故，故本条少阳病提纲，应与原文第 96 条所述主证合参，较为全面。

【张锡纯论】

阳明之热已入腑者，不他传矣。若犹在经，而未入于腑者，仍可传于少阳。而少阳确实之部位，又须详为辨析也。夫太阳主外，阳明主里，而介于太阳、阳明之间者，少阳也。少阳外与太阳相并则寒，内与阳明相并则热，是以少阳有病而寒热往来也。由此而论，则传经之次第，当由太阳而少阳，由少阳而阳明，而《内经》竟谓“一日巨阳（即太阳）受之，二日阳明受之，三日少阳受之”者何也？盖他手、足同名之经各有界限，独少阳主膜，人身之膜无不相通，膜有连于太阳者，皮肤下腠理之白膜也；膜有连于阳明者，肥肉瘦肉间之膜也，此为手少阳经以三焦为腑者也（三焦亦是膜，发源于命门，下焦为包肾络肠之膜，中焦为包脾连胃之膜，上焦为心下膈膜及心肺一系相连之膜）。又两胁之下皆板油，包其外者亦膜也，此为足少阳之膜，以胆为腑者也。由此知介于太阳、阳明之间者，手少阳也；传经在阳明之后者，足少阳也。太阳传阳明原自手少阳经过，而《伤寒论》未言及者，以其重足经不重手经也。

总之，手、足少阳之膜原相联络，即手、足少阳之气化原相贯通，是以《内经》谓少阳为游部（游部者，谓其中气化自手经至足经，自足经至手经，游行无定也），更由此知所谓与太阳相并者，为手少阳腠理之膜也，与阳明相并者，为足少阳板油之膜也，以其相近故能相并也。能明乎此，则可与论少阳篇之病矣。唐容川曰：少阳是三焦，肾系命门之中，水中之阳，故曰少阳。从肾系达肝系而与胆通，水中之阳上生肝木，是为春生之阳，故曰少阳。寄于肝，胆秉风化而生火，故又为风火之主。若少阳三焦与胆皆不病，则风火清畅，生阳条达，人自不知不觉也。设病少阳胆木之火，则火从膜中上入胃口，而为口苦、咽干。设病少阳胆木之风，则风从膜中上走空窍，入目系合肝脉，肝脉贯脑入目，胆经与之合，则风火相煽而发目眩。眩者旋转不定，如春夏之旋风，乃风中有郁火之气也。此少阳胆经自致之病，仲景以此提纲，既见胆中风火之气化，又见三焦膜膈之道路，凡少阳与各经相通之理，欲人从此会通之矣。

《伤寒论》原文

少阳中风，两耳无所闻，目赤，胸中满而烦者，不可吐下。吐下则悸而惊。

【提要】

少阳中风证治与禁忌及误治后辨证。

【释义】

少阳中风，是风邪侵入少阳之经。足少阳经脉起于目锐眦走于耳中，下胸中，贯膈。少阳风火上扰，清窍壅滞，故耳聋、目赤。邪结胸胁，经气不利，所以胸中满而烦。治法当以和解为主。如误认胸满而烦为肠胃实邪阻滞，而用吐下之法，势必耗伤气血，以致心失所养，神明无主，而出现心悸、惊惕等变证，故少阳病禁用吐下之法。

【张锡纯论】

张拱端曰：手、足少阳经脉均入耳中，耳内海底之鼓膜，为闻声之先受，风邪由经脉壅塞于鼓膜之下，外声不能由鼓膜传于司听神经，故两耳无所闻。又手、足少阳经脉交会于目锐眦故目赤，此亦少阳风火循经脉而上走空窍之病也。胸中满而烦者，则又是邪在少阳三焦之腑也。上焦之膜，由膈上循腔子而为胸中，达心肺而生心包，故胸中满而烦者，满烦是火气在上焦膜孔腑中，不在胃管中，故不可吐下。悸者，心包病也；惊者，肝病也。心包属手厥阴，与手少阳三焦相表里，肝属足厥阴，与足少阳胆相表里，且包络为三焦所归结，肝为胆所寄附。故少阳三焦胆有病，因误吐下，虚其里之正气，则少阳之邪，可内入于主厥阴之心包、肝而为悸惊也。

《伤寒论》原文

伤寒，脉弦细，头痛发热者，属少阳。少阳不可发汗，发汗则谵语。此属胃，胃和则愈；胃不和，烦而悸。

【提要】

少阳伤寒禁汗及误汗后的变证与转归。

【释义】

头痛发热，三阳病皆有：若脉浮而头痛发热，是病在太阳之表，当用汗解。若头痛发热而脉洪大或滑数，是病在阳明之里，当清下里热。今伤寒脉弦细而头痛发热，弦是少阳主证，脉证合参，从而诊为病属少阳，治法当用和解而不可妄用汗法。误汗则津液外泄，胃中干燥，津伤热盛，故发谵语。谵语由胃热所致，故云“此属胃”。治法当和胃泄热，则谵语自止。若胃不和则胃燥津伤益甚，更可出现心烦而悸之变证。此皆少阳误汗所致，故少阳病禁用汗法。

【张锡纯论】

此节所言之证，乃少阳病之偏于热者也，弦细固为少阳之脉。观提纲中谆谆以胃和、胃不和为重要之点，想自阳明传少阳时，其外感之热仍有一半入腑，而非尽传于少阳，脉虽弦细，重按必然甚实，此原当为少阳、阳明合病也。愚遇此等证脉时，恒将柴胡汤方中药味减半（惟人参与甘草不减），外加生石膏一两，知母五钱（此为白虎加人参汤与小柴胡汤各用一半），则少阳之病可解，其胃中之热亦可尽清，而不至有胃不和之虞矣。又此节合上节，为少阳病汗、吐、下三禁，凡治少阳病者当切记之。

2. 论小柴胡汤证

《伤寒论》原文

伤寒五六日，中风，往来寒热，胸胁苦满，默默不欲饮食，心烦喜呕，或胸中烦而不呕，或渴，或腹中痛，或胁下痞硬，或心下悸、小便不利，或不渴、身有微热，或咳者，小柴胡汤主之（此节载太阳篇）。

【提要】

少阳病的证治。

【释义】

伤寒或中风，约经过五六日，出现往来寒热之证，是病邪已入少阳。因病在少阳半表半里，枢机不利，正邪相争，正盛邪热，邪盛则寒，寒热交替出现。所以往来寒热是少阳病主要热型。往来寒热，既与太阳病发热恶寒同时并见者有异，亦与疟疾之寒热间日或一日一作、发有定时者自有区别。更与阳明病身热汗出、不恶寒反恶热者不同。足少阳之脉，下胸中，贯膈，络肝属胆，循胁里。邪犯少阳经气不利，故见胸胁苦满。胆火内郁则心烦，胃失和降则喜呕。以上皆属少阳病主证。治法当用和解，主用小柴胡汤以治之。

至于少阳或然证，如邪郁胸胁，未犯胃腑，则烦而不呕；邪热伤津则口渴；肝胆气郁，横逆犯脾，故腹中痛；胁下痞硬较胸胁苦满证情为重，或兼水饮蓄结所致。少阳统辖胆与三焦，三焦为决渎之官，乃水气通行之道路。邪入少阳，影响三焦水分的通调，如水饮停于心下，为心下悸；若兼水停心下，膀胱气化失常，则为小便不利；或寒饮射肺则为咳；至于不渴、身有微热，是里和而表证未解。凡此均属少阳病或然证。治法可在小柴胡汤的基础上，再根据病情，随证加减治之。

【张锡纯论】

唐容川曰:《内经》云少阳为枢，盖实有枢之境地可指。又曰十二经皆取决于少阳，亦实有取决之道路可指。盖决如决水，谓流行也，如管子决之则行之义，盖言十二经之流行，皆取道于少阳也。少阳是三焦，古作膲，即人身中之膈膜油网，西医名为连网,《内经》名为三焦，宋元后谓三焦有名无象，其说非也。三焦之根发于肾系，由肾系生胁下之两大板油，中生腹内之网油，连小肠、大肠、膀胱；又上生肝膈，连胆系，由肝膈生胸前之膜膈，循肪腔内为一层白膜，上至肺系，连于心为心包络，又上而为咽喉，此三焦之腑在内者也；从内透出筋骨之外，是生肥肉，肥肉内、瘦肉外，一层网膜有纹理，为营卫外来之路，名曰腠理（此与谓皮肤下白膜为腠理者，各有所本），乃三焦之表也。邪在腠理，出与阳争则寒，入与阴争则热，故往来寒热。胸胁是膈膜连接之处，邪在膈膜，故胸胁苦满。少阳胆火游行三焦，内通包络，火郁不达，故默默。凡人饮水俱从胃散入膈膜，下走连网以入膀胱，凡人食物化为汁液，从肠中出走网油以达各脏。邪在膜油之中，水不下行则不欲饮，汁不消行则不欲食。心烦者，三焦之相火内合心包也。喜呕者，三焦为行水之腑，水不下行，故反呕也；或但合心火为胸中烦，而水不上逆则不呕。或三焦之火能消水则渴。或肝膈中之气，迫凑于腹内网油之中则腹中痛。或邪结于胁下两大板油之中，则胁下痞满。或三焦中火弱水盛，水气逆于心下膈膜之间，则心下悸。或三焦之腑不热则不消渴。而邪在三焦之表，居腠理之间，则身有微热。或从膈膜中上肺冲咽喉，为痰火犯肺则咳。总之，是少阳三焦膜中之水火郁而为病也，统以小柴胡汤散火降水主之。

上唐氏之疏解可谓精细，而于何者为手少阳，何者为足少阳，仍欠发明。再者，观其传经在阳明之后及少阳忌发汗，少阳行身之侧，少阳为枢之义，皆指足少阳而言，则《伤寒论》之侧重足少阳明矣。盖少阳为游部，其手经、足经原不能分，是以病在足少阳多有连带手少阳之处，提纲中所言之病本此义，以融会观之，自无难解之处也。

小柴胡汤方

柴胡半斤，黄芩三两，人参三两，甘草三两，半夏半升洗，生姜三两切，大枣十二枚擘。

上七味，以水一斗二升，煮取六升，去滓，再煎取三升，温服一升，日三服。

若胸中烦而不呕者，去半夏、人参，加瓜蒌实一枚。若渴，去半夏，加人参，合前成四两半，瓜蒌根四两。若腹中痛者，去黄芩，加芍药三两。若胁下痞硬，去大枣，加牡蛎四两。若心下悸、小便不利者，去黄芩，加茯苓四两。若不渴、外有微热者，去人参，加桂枝三两，温覆微汗愈。若咳者，去人参、大枣、生姜，加五味子半升，干姜二两。

张令韶曰：太阳之气，不能由胸出入，逆于胸胁之间，内干，动于脏气，当借少阳之枢转而外出也。柴胡二月生苗，感一阳初生之气，香气直达云霄，又禀太阳之气，故能从少阳之枢以达太阳之气。半夏生当夏半，感一阴之气而生，启阴气之上升者也。黄芩气味苦寒，外实而内空腐，能解形身之外热。甘草、人参、大枣，助中焦之脾土，由中而达外。生姜所以发散宣通者也。此从内达外之方也，原本列于太阳，以无论伤寒、中风，至五六日之间，经气一周，又当来复于太阳，往来寒热为少阳之枢象，此能达太阳之气从枢以外出，非解少阳也。各家俱移入少阳篇，到底是后人识见浅处。

又曰：太阳之气，不能从胸出入，逆于胸胁之间，虽不干动在内有形之脏真，而亦干动在外无形之脏气。然见一脏之证，不复更见他脏，故有七“或证”也。胸中烦者，邪气内侵君主，故去半夏之燥。不呕者，胃中和而不虚，故去人参之补，加瓜蒌实之苦寒，导火热以下降也。渴者，阳明燥金气盛，故去半夏之辛，倍人参以生津，加瓜蒌根引阴液以上升也。

腹中痛者，邪干中土，故去黄芩之苦寒，加芍药以通脾络也。胁下痞硬者，厥阴肝气不舒，故加牡蛎之纯牡能破肝之牝脏，其味咸能软坚，兼除胁下之痞，去大枣之甘缓，欲其行之捷也。心下悸、小便不利者，肾气上乘而积水在下，故去黄芩，恐苦寒以伤君火，加茯苓保心气，以制水邪也。不渴而外有微热者，其病仍在太阳，故不必用生液之人参，宜加解外之桂枝，复取微汗也。咳者伤肺，肺气上逆，故加干姜之热以温肺，五味之敛以降逆。凡咳皆去人参，长沙之秘旨，既有干姜之温，不用生姜之散，既用五味之敛，不用大枣之缓也。

或问：传经之次第，自太阳传阳明，因太阳主皮肤，阳明主肌肉，皮肤之内即肌肉也，至阳明传少阳，亦显有道路可指者乎？

答曰：善哉问也，欲求医学进步，原当如此研究也。子知阳明主肌肉，亦知少阳主膜乎？肌肉之中有膜，肌肉之底面亦为膜，即人身躯壳里边腔上之肉皮也。阳明之邪入腑者，不复传矣，其不入腑而传者，由肌肉之浅处以深传不已，必能达于底面之膜，此膜原足少阳主之也。邪传至此，因其膜多与肉紧贴无隙存留，遂皆聚于两胁板油之中，此乃足少阳之大都会，油质原来松缓，膜与肉相离又绰有余地，是以可容邪伏藏也，此阳明传少阳，显然可指之道路也。至《内经》

谓“少阳为枢”者（《内经》谓太阳主开，阳明主阖，少阳为枢），乃自下上升之枢，即由内转外之枢也。盖板油之膜，原上与膈膜相连，外邪至此，不能透膜而出，遂缘板油之膜上升至膈，直欲透膈膜而上出，是以少阳之病多数喜呕也，此乃病机之上越也。故方中重用柴胡，正所以助少阳之枢转以引邪外出也。犹恐其枢转之力或弱，故又助以人参，以厚其上升之力，则少阳之邪直能随少阳之气透膈上出矣。用半夏者，因其生当夏半，能通阴阳和表里，且以病本喜呕，而又升以柴胡助以人参，少阳虽能上升，恐胃气亦因之上逆，则欲呕之证仍难愈，用半夏协同甘草、姜、枣降胃兼以和胃也。用黄芩者，以其形原中空，故善清躯壳之热，且亦以解人参之偏热也。

小柴胡汤证，原忌发汗，其去滓重煎者，原所以减柴胡发表之力，欲其但上升而不外达也。乃太阳篇一百零三节，服小柴胡汤后，竟有发热汗出之文，读《伤寒论》者，恒至此而生疑，注疏家亦未见有详申其义者，今试录其原文细研究之。

《伤寒论》原文

凡柴胡汤证而下之，若柴胡证不罢者，复与小柴胡汤，必蒸蒸而振，却发热汗出而解。

【提要】

辨柴胡汤证误下后服小柴胡汤的机转。

【释义】

病在少阳，见柴胡证，治法当以和解为主。使用下法，自属误治。误下后如柴胡证仍在，自可使用小柴胡汤。惟误下后正气受损，抗邪乏力。服汤后正气得药力之助，奋起抗邪，正邪交争，必然振振而寒，蒸蒸而热，及至正胜邪却时，遂发热汗出而解。此种病解的机转过程，即俗称战汗。

【张锡纯论】

解小柴胡汤，以引少阳之邪透膈上出，而无事出汗，原为小柴胡汤证治法之正规。然药力之上升透膈颇难，必赖其人之正气无伤，药借正气以运行之，而后可以奏效。至误下者，足少阳之邪多散漫于手少阳三焦脂膜之中，仍投以小柴胡汤，其散漫于手少阳者，遂可藉其和解宣通之力，达于太阳而汗解矣。其留于胁下板油中者，因误降伤气，无力上达，亦遂藉径于手少阳而随之汗解，故于汗出上特加一“却”字，言非发其汗而却由汗解，此乃因误下之后而使然，以明小柴胡汤原非发汗之药也。其汗时必发热、蒸蒸而振者，有战而后汗意也。盖少阳之病由汗解，原非正路，而其留于胁下之邪作汗解尤难，乃至服小柴胡汤后，本欲上透膈膜，因下后气虚，不能由上透出，而其散漫于手少阳者，且又以同类相招，遂于蓄极之时而开旁通之路，此际几有正气不能胜邪气之势，故汗之先必发热而振动，此小柴胡汤方中所以有人参之助也。是以愚用此方时，于气分壮实者，恒不用人参，而于误服降药后及气虚者，则必用人参也。

人身之膜，原无处不相联络，女子之胞室亦膜也。其质原两膜相合，中为夹室，男女皆有，男以化精，女以通经，故女子之胞室亦曰血室。当其经水初过之时，适有外感之传经者乘虚袭入，致现少阳证病状，亦宜治以小柴胡汤，《伤寒论》中亦曾详论之矣。

《伤寒论》原文

妇人中风，七八日续得寒热，发作有时，经水适断者，此为热入

血室，其血必结，故使如疟状，发作有时，小柴胡汤主之。

【提要】

热入血室寒热如疟的治法。

【释义】

妇人中风，初起当有发热恶寒等表证，七八日后续得寒热，发作有时，是与中风之寒热发无定时者不同。以其得病之初，月经以来。发病以后，邪热内陷而月经适断。邪热内陷血室，与血相结，当有谵语及胸胁或少腹满等证。血室瘀阻，气血流行不畅，正邪分争，故寒热发作有时。治法当因势利导，主用小柴胡汤以和解枢机，助正祛邪，邪祛则寒热自止，血结可解。

【张锡纯论】

唐容川注曰：邪在表里之间，只能往来寒热而不发作有时。惟疟证邪客风腑，或疟母结于胁下膜油之中，卫气一日一周，行至邪结之处欲出不得，相争为寒热，所以发作有时也。夫卫气者，发于膀胱水中，达出血分。血为营，气为卫。此证热入血室，在下焦膜网之中，其血必结，阻其卫气，至血结之处相争，则发寒热，卫气已过，则寒热止。是以发作有时，与疟无异。原文“故使”二字，明言卫气从膜中出，血结在膜中，故使卫气不得达也。用柴胡透达膜膈而愈，知热入血室在膜中，即知疟亦在膜中矣。

伤寒之病既自阳明传少阳矣，间有遵少阳之法治之，其证复转阳明者。此虽仅见之证，亦宜详考治法。

《伤寒论》原文

服柴胡汤已，渴者，属阳明也，当以法治之。

【提要】

少阳病转属阳明的证治。

【释义】

少阳病本证，若服柴胡汤后反见渴者，此病不在少阳，已属阳明，应从阳明病治之。因少阳病本有或渴一证，今服柴胡汤后而渴，且曰属阳明，是必少阳证罢，纯是阳明见证可知，自与少阳病或渴又有所不同。

方中行说："已，毕也。渴亦柴胡或为之一证，然非津液不足，水饮停逆则不渴。或为之渴，寒热往来之暂渴也。今服柴胡汤已毕而渴，则非暂渴，其为热已入胃亡津液而渴可知，故曰属阳明也。"

【张锡纯论】

喻嘉言曰：风寒之邪，从阳明而传少阳，起先不渴，里证未具，及服小柴胡汤已，重加口渴，则邪还阳明，而当调胃以存津液矣。然不曰攻下，而曰以法治之，意味无穷。盖少阳之寒热往来，间有渴证，倘少阳未罢而恣言攻下，不自犯少阳之禁乎？故见少阳重转阳明之证，但云以法治之，其法维何？即发汗利小便已，胃中燥烦，实大便难之也，若未利其小便，则有猪苓、五苓之法，若津液热炽，又有人参白虎之法，仲景圆机活泼，人存政举，未易言矣。

按：少阳证，不必皆传自阳明也。其人若胆中素有积热，偶受外感，即可口苦、心烦、寒热往来，于柴胡汤中加生石膏、滑石、生杭白芍各六钱，从小便中分消其热，服后即愈。若其左关甚有力者，生石膏可用至一两（小柴胡汤证宜加石膏者甚多，不但此证也），自无转阳明之虞也。

按：小柴胡汤本为平和之剂，而当时医界恒畏用之，忌柴胡之升提也。即名医若叶天士，亦恒于当用柴胡之处避而不用，或以青蒿代之。诚以古今之人，禀赋实有不同：古人禀质醇厚，不忌药之升提；今人体质多上盛下虚，上焦因多有浮热，见有服柴胡而头疼目眩者，见有服柴胡而齿龈出血者，其人若素患吐血及脑充血证者，尤所忌服。至愚用小柴胡汤时，恒将原方为之变通，今试举治验之数案以明之。

【张锡纯验案】

同庄张月楼，少愚八岁，一方之良医也。其初习医时，曾病少阳伤寒，寒热往来，头疼发热，心中烦而喜呕，脉象弦细，重按有力。愚为疏方调治，用柴胡四钱，黄芩、人参、甘草、半夏各三钱，大枣四枚，生姜三大片，生石膏一两，俾煎汤一大盅服之。月楼疑而问曰：此方乃小柴胡汤外加生石膏也，按原方中分量，柴胡半斤以一两折为今之三钱计之，当为二两四钱，复三分之，当为今之八钱，今方中他药皆用其原分量，独柴胡减半，且又煎成一盅服之，不复去滓重煎，其故何也？弟初习医，未明医理，愿兄明以教我也？答曰：用古人之方，原宜因证、因时，为之变通，非可胶柱鼓瑟也。此因古今气化略有不同，即人之禀赋遂略有差池，是以愚用小柴胡汤时，其分量与药味，恒有所加减。

夫柴胡之性，不但升提，实原兼有发表之力，古法去滓重煎者，所以减其发表之力也。今于方中加生石膏一两以化其发表之力，即不去滓重煎，自无发表之虞，且因未经重煎，其升提之力亦分毫无损，是以止用一半，其力即能透膈上出也。放心服之，自无差谬。月楼果信用愚言，煎服一剂，诸病皆愈。

又治邻村刘姓妇人，得伤寒少阳证，寒热往来无定时，心中发热，呕吐痰涎，连连不竭，脉象沉弦。为开小柴胡汤原方，亦柴胡减半用四钱，加生石膏一两，云茯苓片四钱。有知医者在座，疑而问曰：少阳经之证，未见有连连吐黏涎不竭者，今先生用小柴胡汤，又加石膏、茯苓，将勿不但为少阳经病，或又兼他经之病乎？答曰：君之问诚然也，此乃少阳病而连太阴也。少阳之去路原为太阴之经，太阴在腹为湿土之气，若与少阳相并，则湿热化合，即可多生黏涎，故于小柴胡汤中加石膏、茯苓，以清少阳之热，即以利太阴之湿也。知医者闻之，甚为叹服，遂将此方煎服，两剂全愈。

又，在辽宁曾治一妇人，寒热往来，热重寒轻，夜间恒作谵语，其脉沉弦有力。因忆《伤寒论》，谓妇人热入血室证，昼日明了，暮则谵语，如见鬼状。遂细询之，因知其初受外感三四日，月信忽来，至月信断后遂变斯证。据所云云，知确为热入血室，是以其脉沉弦有力也。遂为开小柴胡原方，将柴胡减半，外加生黄芪二钱，川芎钱半，以升举其邪之下陷，更为加生石膏两半，以清其下陷之热。将小柴胡如此变通用之，外感之邪虽深陷，实不难逐之使去矣。将药煎服一剂，病愈强半，又服一剂全愈。

按：热入血室之证，其热之甚者，又宜重用石膏二三两以清其热，血室之中，不使此外感之热稍有存留，始无他虞，愚曾治有血室溃烂脓血者数人，而究其由来，大抵皆得诸外感之余，其为热入血室之遗恙可知矣。盖当其得病之初，医者纵知治以小柴胡汤，其遇热之剧者，不知重用石膏以清血室之热，遂致酿成危险之证，此诚医者之咎也。医界有治热入血室之证者，尚其深思愚言哉！

3. 论大柴胡汤证

《伤寒论》原文

太阳病，过经十余日，反二三下之，后四五日，柴胡证仍在者，先与小柴胡汤；呕不止，心下急，郁郁微烦者，为未解也，与大柴胡汤下之则愈。

【提要】

少阳病兼里实的证治。

【释义】

太阳病传入少阳，而太阳表证已罢，谓之“过经”。病入少阳，治法当以和解为主，而不得妄用攻下。今反二三下之，所幸患者正气尚旺，未因误下而造成变证。后四五日柴胡证仍在，故先于小柴胡汤以和解少阳。若服小柴胡汤后，证见呕不止、心下急、郁郁微烦等，是因屡下之后，病邪兼入阳明，化燥成实之故。少阳病不解，固不当用下，因兼阳明里实，又不得不下，故用大柴胡汤，是即和解与通下并行之法。

大柴胡汤方

柴胡半斤，黄芩三两，芍药三两，半夏半升洗，生姜五两，枳实四两炙，大枣十二枚擘。

上七味，以水一斗二升，煮取六升，去滓再煎，温服一升，日三服，一方加大黄二两。

【张锡纯论】

柴胡汤证，有但服小柴胡不能治愈，必治以大柴胡汤始能治愈者，此病欲藉少阳之枢转外出而阻于阳明之阖，故宜于小柴胡汤中兼用开降阳明之品也。

陈修园曰：此方若不加大黄，恐不能为大柴胡汤，此乃少阳之枢并于阳明之阖，故用大黄以调胃。

陈古愚曰：凡太阳之气逆而内干，必藉少阳之枢转而外出者，仲景名为柴胡证。但小柴胡证心烦，或胸中烦，或心下悸，重在于胁下苦满；而大柴胡证，不在胁下，而在心下，曰心下急，郁郁微烦；曰心下痞硬，以此为别。小柴胡证，曰喜呕，或胸中烦而不呕；而大柴胡证，不但呕而且呕吐；不但喜呕而且呕不止，又以此为别。所以然者，太阳之气不从枢外出，反从枢内入，干于君主之分，视小柴胡证颇深也。方用芍药、黄芩、枳实、大黄者，以病势内入，必取苦泄之品，以解在内之烦急也。又用柴胡、半夏以启一阴一阳之气，生姜、大枣以宣发中焦之气。盖病势虽已内入，而病情仍欲外达，故制此汤还藉少阳之枢而外出，非若承气之上承热气也。

愚按：此方无大黄者非原方，即加大黄亦疑非原方，以其病当屡下之余，虽柴胡证仍在，其气分必有伤损，况又减去人参，复大黄、枳实并用，既破其血，又破其气，纵方中有柴胡，犹能治其未罢之柴胡证乎？盖大黄虽为攻下之品，然偏于血分，仍于气分无甚伤损，即与柴胡无甚龃龉，至枳实能损人胸中最高之气，其不宜与柴胡并用明矣。愚想此方当日原但加大黄，后世用其方者，畏大黄之猛烈，遂易以枳实，迨用其方不效，不得不仍加大黄，而竟忘去枳实，此为大柴胡或有大黄或无大黄，以致用其方者恒莫知所从也。以后凡我同人，有用此方者，当以加大黄去枳实为定方矣。究之，古今之气化不同，人身之强弱因之各异，大柴胡汤用于今日，不惟枳实不可用，即大黄亦不可轻用，试举两案以明之。

【张锡纯验案】

邑诸生刘干臣，愚之契友也，素非业医而喜与愚研究医学。其女公子适邑中某氏，家庭之间多不适意，于季秋感冒风寒，延其近处医者治不愈，干臣邀愚往诊。病近一旬，寒热往来，其胸中满闷、烦躁皆甚剧，时作呕吐，脉象弦长有力。愚语干臣曰：此大柴胡汤证也，从前医者不知此证治法，是以不愈。干臣亦以愚言为然。遂为疏方：用柴胡四钱，黄芩、芍药、半夏各三钱，生石膏两半碎，竹茹四钱，生姜四片，大枣四枚，俾煎服。

干臣疑而问曰：大柴胡汤原有大黄、枳实，今减去之，加石膏、竹茹，将勿药力薄弱难奏效乎？答曰：药之所以能愈病者，在对证与否，不在其力之强弱也，宜放胆服之，若有不效，余职其咎。病人素信愚，闻知方中有石膏，亦愿急服。遂如方煎服一剂。须臾，觉药有推荡之力，胸次顿形开朗，烦躁呕吐皆愈。

干臣疑而问曰：余疑药力薄弱不能奏效，而不意其奏效更捷，此其理将安在耶？答曰：凡人得少阳之病，其未病之先，肝胆恒有不舒，木病侮土，脾胃亦恒先受其扰。迨其阳明在经之邪，半入于腑、半传于少阳，于斯阳明与少阳合病。其热之入于腑中者，原有膨胀之力，复有肝胆以扰之，其膨胀之热，益逆行上干而凌心，此所以烦躁与胀满并剧也。小柴胡汤去人参原可舒其肝胆，肝胆既舒，自不复扰及脾胃，又重用石膏，以清入腑之热，俾其不复膨胀上干，则烦躁与满闷自除也。况又加竹茹之开胃止呕者以辅翼之，此所以奏效甚捷也。此诚察于天地之气化，揆诸生人之禀赋，而有不得不为变通者矣。干臣闻之，甚为叹服曰：聆此妙论，茅塞顿开，贶我良多矣。

又治一人，年逾弱冠，禀赋素羸弱，又专心医学，昕夕研究，颇费神思。偶于初夏，往邑中办事，因受感冒病于旅邸，迎愚诊视，适愚远出，遂求他医治疗，将近一旬，病犹未愈。时适愚自他处旋里，路经其处，闻其有病，停车视之，正值其父亦来看视，见愚喜甚，盖其人亦略识医学，素深信愚者也。时正为病人煎药，视其方乃系发表之剂，及为诊视，则白虎汤证也。嘱其所煎之药，千万莫服。

其父求为疏方，因思病者禀赋素弱，且又在劳心之余，若用白虎汤原宜加人参，然其父虽信愚，而其人实小心过度，若加人参，石膏必须多用，或因此不敢径服，况病者未尝汗下，且又不渴，想但用白虎汤不加人参亦可奏效。遂为开白虎汤原方，酌用生石膏二两，其父犹嫌其多。愚曰：此因君平素小心特少用耳，非多也。又因脉有数象，外加生地黄一两以滋其阴分。嘱其煎汤两盅，分两次温饮下，且嘱其若服后热未尽退，其大便不滑泻者，可即原方仍服一剂。

迨愚旋里后，其药止服一剂，热退十之八九，虽有余热未清，不敢再服。迟旬日大便燥结不下，两腿微肿，拟再迎愚诊视，适有其友人某，稍知医学，谓其腿肿系为前次重用生石膏二两所伤。其父信友人之言，遂改延他医，见其大便燥结，投以降下之剂，方中重用大黄八钱，将药服下其人即不能语矣。其父见病势垂危，急遣人迎愚，未及诊视而亡矣。

夫此证之所以便结腿肿者，因其余热未清，药即停止也。乃调养既失之于前，又误药之于后，竟至一误再误，而不及挽救，使其当时不听其友人盲论，仍迎愚为诊治，或再投以白虎汤，或投以白虎加人参汤，将石膏加重用之，其大便即可因服凉润之药而通下，大便既通，小便自利，腿之肿者不治自愈矣。

就此案观之，则知大柴胡汤中用大黄，诚不如用石膏也（重用白虎汤即可代承气，曾于前节论承气汤时详言之）。盖愚当成童时，医者多笃信吴又可，用大剂承气汤以治阳明腑实之证，莫不随手奏效。及愚业医时，从前之笃信吴又可者，竟恒多偾事，此相隔不过十余年耳，况汉季至今，千余年哉。盖愚在医界颇以善治寒温知名，然对于白虎汤或白虎加人参汤，旬日之间必用数次，而对于承气汤，恒终岁未尝一用也。非敢任意左右古方，且僭易古方，此诚为救人计而甘冒不韪之名。医界同人之览斯编者，尚其谅之。

4. 少阳篇三阳合病之治法

《伤寒论》原文

三阳合病，脉浮大，上关上，但欲眠睡，目合则汗。

【提要】

三阳合病，热聚少阳脉证的论述。

【释义】

仲景称尺脉曰尺中、关脉曰关上、寸脉曰寸口，成无己曰："关脉以候少阳之气，太阳之脉浮，阳明之脉大，脉浮上关上，知三阳合病，胆热则睡，少阴病但欲眠睡，目合则无汗，以阴不得有汗；但欲眠睡，目合则汗，知三阳合病胆有热也。"

"目合则汗"是"但欲眠睡"之注文，盖但欲眠睡有阴有阳，少阳病乃阳盛神昏，热势弥满之睡，盗汗属半表半里之证，有别于机能沉衰之睡耳。

三阳合病者，其证有二：其一周身热炽，邪聚于阳明者为多，故主以白虎；其一邪聚于少阳者为多；此条热之聚于少阳者，视太阳阳明较多矣，设求治法，岂白虎汤所能尽哉，此处恐是小柴胡汤加石膏所宜。

【张锡纯论】

少阳篇，有三阳并病之证，提纲中详其病状而未列治法，此或有所遗失欤？抑待后人遇此证自为拟方欤？愚不揣固陋，本欲拟一方以补之，犹恐所拟者未必有效，今试即其所载病状以研究其病情，再印证以生平所治之验案，或于三阳合病之治法，可得其仿佛欤。

唐容川曰：少阳半表半里，若从半表而外合于阳明太阳，则为三阳合病。其脉亦应三阳主外之象而浮大，上关上，则寸更浮大，皆主在表也。三阳经皆起于目，而三焦膜膝上通耳目空窍，声音从耳入，耳壅塞则聋，神魂从目出，目沉迷则但欲眠。盖邪热在里，则神魂不得入而虚烦不眠；邪热在表，则神魂不得出而但欲眠。神魂者，阳也，与卫气为一体，神魂内返，则卫气不出而卫外，故目合则汗。其汗之道路，又从膜而蒸其肌肉，从肌肉而渗出皮毛，总见少阳三焦膜网外通二阳，凡一切由外入内、由内出外之理皆可知矣。即太阳、阳明关于少阳膜间之证，亦从可知矣。少阳证所以不详者，凡二阳兼证，已具太阳、阳明篇中，故不具论，读者当会其通也。

陶华氏谓，此节所言之病，当治以小柴胡加葛根、芍药，而愚对于此证，有治验之案二则，又不拘于小柴胡汤中加葛根、芍药也。试详录二案于下，以质诸医界。

【张锡纯验案】

一人年过三旬，于初春患伤寒证，经医调治不愈。七八日间延为诊视，头疼，周身发热，恶心欲吐，心中时或烦躁，头即有汗而身上无汗，左右脉象皆弦，右脉尤弦而有力，重按甚实，关前且甚浮。即此脉论，其左右皆弦者，少阳也；右脉重按甚实者，阳明也；关前之脉浮甚者，太阳。也此为三阳合病无疑。其既有少阳病而无寒热往来者，缘与太阳、阳明相并，无所为往，无所为来也。遂为疏方：生石膏、玄参各一两，连翘三钱，茵陈、甘草各二钱，俾共煎汤一大盅顿服之。将药服后，俄顷，汗出遍体，近一点钟，其汗始竭，从此诸病皆愈。

其兄颇通医学，疑而问曰：此次所服药中分毫无发表之品，而服后竟由汗解而愈者何也？答曰：出汗之道，在调剂其阴阳，听其自汗，非可强发其汗也。若强发其汗，则汗后恒不能愈，且转至增剧者多矣。如此证之三阳相并，其病机本欲藉径于手太阴之络而外达于皮毛，是以右脉之关前独浮也，乃因其重按有力，知其阳明之积热，犹团结不散，故用石膏、玄参之凉润者，调剂其燥热，凉热化合，自能作汗，又少加连翘、茵陈（可代柴胡）以宣通之，遂得尽随病机之外越者，达于皮毛而为汗解矣，此其病之所以愈也。其兄闻之，甚为叹服曰：先生之妙论，自古未有也，诚能于医学否塞之时，放异样光明者矣。

又治一人，年近三旬，因长途劳役，感冒甚重，匆匆归家，卧床不起。经医诊治半月，病益加剧。及愚视之，见其精神昏愦，谵语不休，肢体有时惕动不安，其两目直视，似无所见，其周身微热，而间有发潮热之时，心中如何，询之不能自言，其大便每日下行皆系溏粪，其脉左右皆弦细而浮，数逾六至，重按即无。

其父泣而问曰：延医数位，皆不为出方，因此后事皆备，不知犹可救否？余生平止此一子，深望先生垂怜也。愚悯其言词恸切，慨然许为救愈。时有其同村医者在座，疑而问曰：此证之危险已至极点，人所共见，先生独慨然谓其可治，然不知此证果系何病，且用何方药治之?

答曰：此《伤寒论》少阳篇所谓三阳合病。然《伤寒论》中所言者，是三阳合病之实证，而此症乃三阳合病之虚证，且为极虚之证。凡三阳合病以病已还表，原当由汗而解，此病虽虚，亦当由汗而解也。

医者闻愚言，若深讶异曰：病虚若此，犹可发汗乎？且据何见解而知谓为三阳合病乎？答曰：此证为三阳合病，确有证据。此证之肢体惕动，两目直视，且间发潮热者，少阳也；精神昏愦、谵语不休者，阳明也；其脉弦而甚浮者，乃自少阳还太阳也，是以谓之三阳合病也。夫病已还表，原欲作汗，特以脉数无根；真阴大亏，阳升而阴不能应，是以不能化合而为汗耳。治此证者，当先置外感于不问，而以滋培其真阴为主，连服数剂，俾阴分充足，自能与阳气化合而为汗，汗出而病即愈矣。若但知病须汗解，当其脉数无根之时，即用药强发其汗，无论其汗不易出也，即服后将汗发出，其人几何不虚脱也?

医者闻之，甚悦服曰：先生明论，迥异寻常，可急为疏方以救此垂绝之命哉。愚遂为开生地黄、熟地黄、生山药、大枸杞各一两，玄参、沙参、山茱萸各五钱，煎汤一大碗，分两次温饮下。此药一日夜间连进两剂，翌晨，再诊其脉，不足六至，精神亦见明了。自服药后大便未行，遂于原方中去山茱萸，加青连翘二钱，服后周身得汗，病若失。

太阴病

1. 太阴病提纲及意义

《伤寒论》原文

太阴之为病，腹满而吐，食不下，自利益甚，时腹自痛，若下之，必胸中结硬。

【提要】

太阴虚寒证的辨证提纲。

【释义】

脾主运化，当外受寒邪或内伤生冷，脾阳伤而运化失职，寒湿停滞，胃肠气机不畅，则腹满时痛。脾伤而升降机能失常，浊阴上逆，影响胃气则吐，清阳不升，脾气下陷则利。脾失健运，食入不能运化，势必腹满益甚，因而食不下。所谓自利益甚，是与食不下相较而言，时腹自痛乃是太阴虚寒腹痛的特点，足见仲景审证的精细。证属虚寒，误用下法，则中阳更伤，中气虚而不运，故胸下结硬。本条是脾虚寒证的典型证候，所以为太阴病的审证提纲。不论外感、杂病，只要具有上述证候，就可确诊为太阴虚寒证。

【张锡纯论】

病由少阳而愈者，藉少阳之枢转而外出也。乃有治不如法，其病不能藉少阳之枢转外出，而转由腔上之膜息息透入腹中，是由少阳而传太阴也。夫病既传于太阴，其病情必然变易，自当另议治法，是则太阴经发现之病状与其治法，又当进而研究矣。

脾为太阴之腑，其处重重油脂包裹，即太阴之经也。盖论其部位，似在中焦之内，惟其处油脂独厚于他处，是太阴之经虽与三焦相连，而实不与三焦相混也。且《难经》谓脾有散膏半斤，即西人所谓甜肉汁，原系胰子团结而成，方书谓系脾之副脏，其分泌善助小肠化食，实亦太阴经之区域也。为其经居于腹之中间，是以腹满为太阴经之的病，其吐食自利者，此经病而累及于腑，脾病不能运化饮食，是以吐利交作也。其腹痛者，因病在太阴，中焦郁满而气化不通也。下之必胸中结硬者，因下后脾气下陷，不能散精以达于肺（《内经》谓脾气散精，以达于肺），遂致郁于胸中而为结硬也。

按：此节提纲甚详，而未言治法，及下节汇通观之，可自得其治法矣。

《伤寒论》原文

太阴中风，四肢烦疼，阳微阴涩而长者，为欲愈。

【提要】

太阴中风的主证与愈候。

【释义】

本条提出了两个问题，一是太阴中风的临床特点“四肢烦疼”，它与太阳表证有别，不伴有发热，也不是周身皆疼。因太阴脾阳素虚，虽然感受了风邪，却无力抗邪于外，故不发热。脾主四肢，四肢为诸阳之本，脾阳与风邪相搏，故四肢烦疼。二是根据脉象推断太阴中风的愈候，太阴外受风邪，应当脉浮，脉阳微指浮微，标志着风邪将解，脉阴涩指沉涩，乃脾气虚弱夹有湿邪之证。由涩转长，标志着正气来复，邪去正复。从而断为欲愈。

唐容川曰：此节言太阴中风，脉若阳大而阴滑，则邪盛内陷矣。今阳不大而微，阴涩而又见长者，乃知微涩是邪不盛，不是正气虚；长是正气足，不嫌其微涩，故为欲愈也。

【张锡纯验案】

一人年甫弱冠，当仲春之时，因伏气化热窜入太阴，腹中胀满，心中烦躁，两手肿疼，其脉大而濡，两尺重按颇实。因思：腹中者，太阴之部位也，腹中胀满，乃太阴受病也。太阴之腑为脾，脾主四肢。因伏气化热窜入太阴，是以两手肿疼也。其两足无恙者，因窜入太阴者，原系热邪，热之性喜上行，是以手病而足不病也。为其所受者热邪，是以觉烦躁也。因忆《伤寒论》太阴篇有谓：太阴中风，四肢烦疼，阳微阴涩而长者，为欲愈。今此证所现之脉，正与欲愈之脉相反，是不得不细商治法也。

为疏方，用生莱菔子、生鸡内金各三钱以开其胀满，滑石、生杭白芍各六钱以清其烦躁，青连翘、生蒲黄各四钱以愈其两手肿疼，按方煎服两剂，诸病皆愈。诚以太阴之病原属湿热，其湿热之郁蒸于上者，服此汤后得微汗而解，其湿热之陷溺于下者，服此汤后亦可由小便分利而解矣。

若执此案之方以治前节所言之病，于方中加法半夏三钱，则在上之吐可止，再加生山药八钱，下焦之利亦可愈，至方中之连翘、蒲黄，不但能治手肿疼，即腹中作痛服之亦能奏效，将方中药味，略为增加以治前节之病，亦可随手治愈也。

2. 太阴病桂枝汤证

《伤寒论》原文

太阴病，脉浮者，可发汗，宜桂枝汤。

【提要】

太阴病兼表证的治法。

【释义】

本条没有说明症状，仅举出脉浮作为发汗的依据。因而引起注家的争论，有的主张是太阴表证，有的主张是兼太阳表证。太阴既然是阴中之至阴，不应当有表证，如果说有，那么，表证的表现是什么？柯氏指出“当见四肢烦疼等证”，果如柯氏所说，那么，临床上只据脉浮与四肢烦疼，能否诊断为表证呢？由此可见，以兼太阳表证之说为是。因脉不沉浮，为病机向外，里虚不甚，故可用汗法以解其表。如果里虚甚，或脉象不浮，虽然有表证，亦不可治表，而应先温其里，或温里为主，兼和肌表，如桂枝人参汤。关于本证之用桂枝汤，是否也是自汗？王肯堂指出：“病在太阳，脉浮无汗，宜麻黄汤。此脉浮当亦无汗，而不言者，谓阴不得有汗，不必言也。不用麻黄汤而用桂枝汤，盖以三阴兼表病者，俱不当大发汗也。须识无汗亦可用桂枝也。”按中寒阳虚禁汗，仲景于太阳病篇已经明确交代，肯定不可用麻黄汤。桂枝汤的解肌发汗，是通过调脾胃而和营卫，不同于单纯发汗，所以用于太阴病兼表还是比较适宜的。

【张锡纯论】

太阴之病，有时可由汗解者，然必须病机有外越之势，原非强发其汗也。

脉浮者，乃太阴之病机外越，原可因其势而导之，故可服桂枝汤以发其汗也。若其脉之浮而有力者，宜将桂枝减半（用钱半），加连翘三钱。盖凡脉有浮热之象者，过用桂枝，恒有失血之虞，而连翘之性凉而宣散，凡遇脉象之浮而有力者，恒得之即可出汗，故减桂枝之半而加之以发汗也。恐其汗不出者，服药后亦可啜粥，若间有太阴腹满之本病者，可加生莱菔子三钱。盖莱菔子生用，其辛辣之味不但可以消胀满，又可助连翘发汗也。

3. 太阴病宜四逆辈诸寒证

《伤寒论》原文

自利不渴者，属太阴，以其脏有寒故也，当温之，宜四逆辈。

【提要】

太阴病的主证，病机和治则。

【释义】

太阴病自利的病机为脾阳虚而清气不升，已详于原文第273条。本条更补充“不渴”，作为辨证的依据。自利不渴，是脾脏有寒的缘故。征之临床，中焦虚寒不利，一般皆无口渴。不但可与里热下利的口渴做鉴别，而且可与少阴病“自利而渴”做鉴别。前者为热邪伤津，后者为肾阳虚不能蒸化津液上达。太阴虚寒下利的治疗原则是“当温之”，但只提出“宜服四逆辈”，却未出主方，这就意味着应灵活选用四逆汤类方剂，理中汤自应包括在内。因此，轻则用理中汤以温中祛寒，重则用四逆汤以补火生土。

《医宗金鉴》说：“凡自利而渴者，里有热，属阳者。若自利不渴，则为里有寒，属阴也。今自利不渴，知为太阴本脏有寒也，故当温之。四逆辈者，指四逆、理中、附子等汤而言也。”

【张锡纯论】

太阴自少阳传来，原无寒证，乃有其脏本素有寒积，经外感传入而触发之，致太阴外感之证不显，而惟显其内蓄之寒凉以为病者，是则不当治外感，惟宜治内伤矣。

陈修园曰：自利者，不因下而利也。凡利，则津液下注，多见口渴，惟太阴湿土之为病不渴，至于下利者，当温之，而浑言四逆辈，所包括之方原甚广。

王和安谓：温其中，兼温其下宜四逆，但温其中宜理中、吴茱萸，寒结宜大建中汤；湿宜真武汤，渴者宜五苓散，不渴而滑宜赤石脂禹余粮汤。而愚则谓甘草干姜汤、干姜附子汤、茯苓四逆汤诸方，皆可因证选用也。

4. 太阴病坏证桂枝加芍药汤及桂枝加大黄汤证

《伤寒论》原文

本太阳病，医反下之，因而腹满时痛者，属太阴也，桂枝加芍药汤主之；大实痛者，桂枝加大黄汤主之。

【提要】

太阳病误下，邪陷太阴的证治。

【释义】

太阳病不当下而误下，故曰“反”。误下伤脾，脾气滞而不运，因而发生腹满时痛，审证求因，得出这是属于太阴，治宜桂枝加芍药汤；如果腹满“大实痛”，又当加入大黄，即桂枝加大黄汤。

本证腹满时痛与提纲中所述的腹满、时腹自痛，虽然都属太阴病，但性质却不全同。前者，不但腹满时痛，而且自利益甚，一派虚寒证象，治疗必须温脾祛寒，宜理中汤；本证没有自利等其他虚寒证，只有脾伤气滞络瘀的腹满时痛，所以治宜桂枝加芍药汤以温阳和络。至于大实痛之加大黄，则取其泻实导滞。

关于本条病机，历来存在着许多争论，主要有两种，一为是否兼有太阳表证之争，二为阴实与阳实之争，我们认为孰是孰非，当联系临床实际，进行客观分析，绝对不应该盲从，也不应调和折中。

主张兼表的理由有二：一是本证是由太阳病误下而成；二是两方皆为桂枝汤加味。按条文已断定病机“属太阴”，并未提出“表未解”，可见第一个理由不够充分。再则，桂枝汤并不专属汗剂。即使桂枝汤有发汗解表之作用，但芍药用量倍于桂枝，解表作用怎样发挥？可见第二个理由也是不能成立的。既然如此，为什么许多注家都把桂枝加芍药两方作为表里两解之剂呢？这是由桂枝“升举下陷之阳邪”，引申附会而来，其实是牵强的。

如何看待阴实与阳实之争，我们认为阴实之说比较合理，太阴病固然以虚证为主，但也有实证，正由于属于阴实，所以不用苦寒攻下的三承气汤。如果属于阳实证，就不需再提出“设当行大黄芍药者宜减之”的治禁了。

【张锡纯论】

太阴之证，不必皆由少阳传来也，又间有自太阳传来者，然自少阳传来，为传经次第之正传，自太阳传来则为误治之坏证矣。

张拱端曰：太阴脾脏通体连于油网之上，网中之膏油，脾所主也。油网布腹中，邪入太阴之网油，故腹满时痛，网油透出躯壳，是生肥肉称肌肉，肌肉与太阳之营卫相接于外，故太阳之邪热可由肌肉而入太阴脾也。用桂枝加芍药汤，以太阳营卫之陷邪可举者，有姜、桂调而举之；不可举者，重加芍药之苦以降之，则满痛可愈。若大实痛者，是膏油受邪过甚，实于其中胰脂化膏之力不足以胜之，故用桂枝加大黄汤，倍芍药苦降之外，更加大黄助胰脂滑利之性以去膏油之实也。然太阴标阴本湿，只有温汗两法，原无下法，以太阴主湿，湿能濡，无燥结之可下也，今用下行之大黄者何耶？盖大黄虽能下行，亦视所用之轻重为变迁耳。考夫阳明与太阴，俱有满痛证，观阳明之承气汤重用大黄，此处轻用大黄，不独见药之轻重有变迁，更可见阳明与太阴之满痛，其界限又不同。阳明是胃管，胃管内之糟粕，得阳明之燥气，能使结实，不大便而满痛，故承气重用大黄以通地道。太阴是脾，脾连油网，在胃管之外网膜膏油中，只能壅水与血而为满痛，理中汤用白术、干姜，燥水湿以散寒也。桂枝加芍药汤、桂枝加大黄汤，均重用芍药泄血分之热也。而桂枝加大黄，虽用大黄，然分量轻于诸药，当从诸药入于太阴脾之网油，不得由大肠径过而下也。例如茵陈蒿汤虽用大黄，其茵陈独多，而大黄随茵陈利湿热由小便出，其理可求矣。

张氏此段疏解颇精细，惟于桂枝汤中倍用芍药之理似欠发挥。盖当误下之后，外感之邪固可乘虚而入太阴，究之脾土骤为降下所伤，肝木即乘虚而侮脾土，腹中之满而且痛，实由肝脾之相龃龉也。桂枝原为平肝（木得桂则枯，且气味辛属金，金能制木也）和脾（气香能醒脾，辛温之性，又善开脾瘀）之圣药，而辅以芍药、甘草、姜、枣，又皆为柔肝扶脾之品，是桂枝汤一方，若免去啜粥，即可为治太阴病之正药也。

至于本太阳证，因误下病陷太阴，腹满时痛，而独将方中芍药加倍者，因芍药善治腹痛也。试观仲景用小柴胡汤，腹痛者去黄芩加芍药；通脉四逆汤，腹痛者去葱加芍药，此明征也。若与甘草等分同用，为芍药甘草汤，原为仲景复阴之方，愚尝用之以治外感杂证，骤然腹痛（须审其腹痛非凉也），莫不随手奏效。唯其所用之分量，芍药倍于甘草是为适宜。盖二药同用原有化合之妙，此中精微固不易窥测也。且二药如此并用，大有开通之力，则不惟能治腹痛，且能除腹满也。

唯此方中芍药加倍为六两，甘草仍为二两，似嫌甘草之力薄弱，服后或难速效，拟将甘草亦加重为三两，应无药性偏重之弊欤。

桂枝加芍药汤方

桂枝三两去皮，芍药六两，甘草二两炙，生姜三两切，大枣十二枚擘。

上五味，以水七升，煮取三升，去滓，分温三服。

桂枝加大黄汤方

即前方加大黄二两。

少阴病

1. 少阴病提纲及意义

《伤寒论》原文

少阴之为病，脉微细，但欲寐也。

【提要】

少阴寒化证提纲。

【释义】

少阴属心肾两脏，心主血，属火；肾藏精，主水。病则心肾两虚，阳气衰微，无力鼓动血行，则脉微；阴血不足，脉道不充，则脉细。心肾阳虚，阴寒内盛，神失所养，则但欲寐，《素问·生气通天论》云：“阳气者，精则养神。”但欲寐是精神萎靡不振，神志恍惚而呈似睡非睡的状态，它与邪去神恬的嗜卧、高热神昏的嗜卧都迥不相同，且勿误认。不论什么病，只要见到脉微细、但欲寐，就表明少阴之阳已虚。因此，作为少阴寒化证的辨证提纲，颇有意义。

【张锡纯论】

中焦脂膜团聚之处，脾居其中，斯为太阴，前已言之，而下焦脂膜团聚之处，肾居其中，故名少阴。少阴之腑在肾，少阴之经即团聚之脂膜也。为其与中焦团聚之处相连，是以外感之传递，可由太阴而传入少阴也。

少阴之病，有凉有热。说者谓：若自太阴传来，是阳明、少阳之邪顺序传入少阴，则为热证；若外感之邪直中真阴，则为寒证者。而愚临证实验以来，知少阴病之凉者原非直中，乃自太阳传来，为表里之相传，亦为腑脏之相传（膀胱），因太阳之腑相连之脂膜，原与包肾之脂膜相通也。其间有直中者，或因少阴骤虚之时，饮食寒凉而得，此不过百中之一二，其治法原当另商也。

至少阴病之热者，非必自传经而来，多由伏气化热入少阴也。所谓伏气者，因其素受外寒甚轻，不能即病，其所受之寒气伏于三焦脂膜之中，阻塞气化之升降而化热（气化因阻塞而生热，伏气即可与之相合而化热），恒因少阴之虚损，伏气即乘虚而窜入少阴，此乃少阴之热病初得即宜用凉药者也。

至无论其病之或凉或热而脉皆微细者，诚以脉之跳动发于心，而脉之所以跳动有力者，又关于肾。心肾者，水火之根源也，心肾之气相济，则身中之气化自然壮旺，心肾之气若相离，身中之气化遽形衰惫。少阴有病者，其肾气为外邪遏抑，不能上升以济心，是以无论病之为凉为热，其脉象皆微细无力也。其但欲寐者，因心肾之气不交，身中之气化衰惫，精神必然倦懒，是以常常闭目以静自休息，又因肾气不能上达以吸引心阳下潜，是以虽闭目休息不能成寐，而为但欲寐之状也。从前西人之论肾者，惟知为漉水之器，后乃知论肾当取广义，遂谓副肾髓质（命门督脉）及副肾皮质（胞室）之分泌素，皆于心之跳动有至切之关系，此诚西人之医学有进步也。然必实征诸其所分泌者而后知之，是仍囿于迹象，而不知肾中有无形之气化与心息息相关者尤切也。

《伤寒论》原文

少阴病，欲吐不吐，心烦，但欲寐，五六日自利而渴者，属少阴也。虚故引水自救。若小便色白者，少阴病形悉具。小便白者，以下焦虚有寒，不能制水，故令色白也。

【提要】

辨自利而渴属少阴里虚寒证。

【释义】

少阴病欲吐不吐，是下焦阳气衰微，寒邪上逆，影响胃气，故欲吐，胃中无物吐出，故不吐。虚阳与实邪相争，故心烦，然而阳虚已甚，终不能胜邪，故虽心烦而仍但欲寐，至五六日，肾阳虚愈甚，不能温养脾土，于是发生自利，这种自利与单纯的脾虚气陷不同，而是下焦阳衰不能蒸化津液，津液不能上承，则必伴有口渴，所以说“自利而渴者，属少阴者也”。“虚故饮水自救”，则是对口渴机理的补充说明。舒驰远称之谓“火衰作渴证”。然而容易与热盛伤津口渴相混，因之又提出“小便色白”作为少阴阳虚寒盛的辨证依据。热证的小便必然短赤，而绝不会清长，只有小便清长，才能确诊为少阴病，所以说“少阴病形悉具”。小便为什么清长，因下焦阳虚不能制水的缘故。

本条既从口渴辨下利属于少阴，而非太阴；又从小便清长，辨渴属少阴虚寒，而不是热盛伤津。因此，对临床辨证极有指导意义。

张拱端曰：少阳为阳枢，少阴为阴枢。少阴欲吐不吐者，以少阴有水复有火，水火之气循环上下不利，故欲吐不吐也。少阳喜呕者，以内外之气由焦膜中行，焦膜不利则气难于出入，是以逆于胃而为呕，呕则气少畅，故喜呕，此少阴欲吐，少阳喜呕之所以然也。又太阴、少阴俱有自利证，少阴自利而渴，从少阴本热之化也。太阴自利不渴，从太阴本湿之化也。若治少阴上焦口渴之实热，不顾及下焦下利之虚寒，则下利不止矣。故凡对于水火分病，则当用寒热之药分治之，对于水火合病，无妨用寒热之药合治之；本论用方有纯于寒、有纯于热，复有寒热并用者，即此理也。

谨按：本节未列治法，张氏谓上有实热、下有虚寒，宜用寒热之药？函问。师答曰：宜用生地一两，生杭白芍五钱，附子二钱，干姜二钱，细辛一钱，计五味。不宜用石膏。（高崇勋谨注）

《伤寒论》原文

少阴病，脉紧。至七八日，自下利，脉暴微，手足反温，脉紧反去者，为欲解也，虽烦，下利必自愈。

【提要】

少阴病，阳回自愈的辨证。

【释义】

本条病势向愈的机转与太阴病暴烦下利的机转相同。少阴病，脉紧为里寒盛，病至七八日，发生心烦下利，而脉象突然微弱无力，似乎为病情转剧，然而诊断结论却是欲解之候，颇难令人置信。仲景于此提出两个“反”字，“手足反温”，是阳复的确据，因此知“脉微反去”转为暴微，不是阳气愈虚，而是寒邪已去。心烦下利，正是正邪相争，正复邪除的表现，所以说：“虽烦下利，必自愈。”这对于客观分析病机，极有启发和帮助。

【张锡纯论】

少阴之中有水有火，肾左右两枚，水也；肾系命门所生之相火，少阴中之火也。外寒自太阳透入少阴，与少阴中之水气相并，以阻遏其元阳，是以脉现紧象，紧者寒也，乃阴盛阳衰逼阳不得宣布之象也。迨阳气蓄之既久，至七八日又重值太阳、阳明主气之候，命门之火因蓄极而暴发，遂迫阴寒自下利外出，脉之紧者亦暴微。

盖脉紧，原阳为阴迫，致现弦而有力之象，至暴微是由紧而变为和缓，未必甚微，与紧相较则见其微矣。且其手足反温，此为元阳已回之兆无疑。

治少阴中之寒病者，原以保护其元阳为主，此时或有心烦之病，实因相火暴发，偶有浮越于上者，此益足征元阳之来复也，是以知其必愈也。

陈修园曰：此言少阴得阳热之气而解也。余自行医以来，每遇将死之证，必以大药救之，忽而发烦下利，病家怨而更医，医家亦诋前医之误，以搔不着疼痒之药居功，余反因热肠受谤。甚矣，名医之不可为也！

愚年少时，初阅《伤寒论浅注》至此，疑修园之言，似近自为掩饰。迨医学研究既久，又加以临证实验，乃知修园之言诚不诬也。后又见常德张拱端所著《伤寒论会参》，亦谓修园之言诚然，且谓：余治一人，服药后下利苦烦，又喜哈哈，似癫非癫，数时病愈，亦与此节烦利自愈一例也。而愚则谓：若遇少阴阴寒险证，欲用药以回其阳时，不妨预告病家，阳回之后恒现下利心烦之象，自能免病家之生疑也。

荫潮按：数年前，余在里处，曾治一少阴寒证，服药后下利、发烦而愈。

民国二十二年腊月，在津又治敦庆隆布庄阎戟临先生少阴寒证，服茴香、干姜等药久不愈，乃询方于余。俾单服生硫黄如枣大，食前服，每日三次，至五六日，忽下利，日二三次，骇而问余。余曰：此寒结得硫黄之热而开，《伤寒论》所谓“虽烦下利必自愈”者是也。后数日，利果止，其病亦愈。

即此例彼，益知修园、拱端之言不我欺也。

《伤寒论》原文

少阴病，下利，若利自止，恶寒而蜷卧，手足温者，可治。

【提要】

少阴虚寒证，手足温者可治。

【释义】

少阴病下利，恶寒蜷卧，为阴盛阳虚的证候，下利自止有病情转剧与转轻两种可能，如果手足仍然厥逆，则利止不是阳复而是阴竭，为病情转剧；如果手足温和，则利止为阳复阴退之征，虽然恶寒蜷卧，但预后良好，可以救治。

本条的临床意义有二：一为据患者眠卧的姿态以辨寒热，“偃卧而手足弛散者，属热证，蜷卧而手足敛缩者，属寒证”。二是据手足的温和与厥冷以辨少阴病的预后：手足温者，可治，逆冷不回者，预后不良。

【张锡纯论】

唐容川曰：少阴肾中之阳下根于足，上达于手，而充塞于膏膜之中。膏即脾所司也，脾膏阳足则熏吸水谷，不致水谷从肠中直泻而出。若肾阳不充于脾，而脾土所司之膏油失职，水谷不分，气陷而崩注，是为下利，其肠中水谷泄尽，利止后恶寒蜷卧。若生阳已竭者，则手足厥冷而死，设手足温者，是肾中生阳尚在，故为可治，白通汤等方是矣。

张拱端曰：以上三节，俱少阴阴寒之病，前两节手足温，第三节自烦欲去衣被，均为阳回之候，均为自愈可治之证。可见治少阴伤寒以阳为主，不特阴证见阳脉者生，即阴病见阳证亦为易愈。论中恶寒而蜷之蜷字，足供阴寒在内之考察，何也？大凡阴寒之病，俱有屈曲身体之形。其屈曲之理，实关系于督任二脉。盖以督统诸阳，行于背脊；任统诸阴，行于胸腹。阴寒在内屈曲身体者，伸背之阳以抑阴也；阳热在内直腰张胸者，伸腹之阴以济阳也。如天气热人必张胸，天气寒人必拘急。观其伸阳以自救，则蜷之属于阴寒，其理可得矣。故阳盛则作痉，阴盛则蜷卧，理所必然也。至于自烦欲去衣被，是阴得阳化，故为可治。

张氏论督任相助之理，以释本节中之蜷卧颇为精细，而愚于张氏所论之外，则更别有会心也。推坎离相济、阴阳互根之理，人之心肾相交，即能生热（心肾相交能补助元阳，故能生热），而心肾之相交每在呼气外出之时也。盖当呼气外出之时，其心必然下降，其肾必然上升（此可默自体验），此际之一升一降而心肾交矣。是乃呼吸间自然之利益，以为人身热力之补助也（试观睡时恒畏冷，以人睡着则呼吸慢，热力即顿形不足，是明征也）。人之畏冷身蜷卧者，是其心肾欲相交以生热也（此中有无思无虑自然而然之天机）。至于病热，其身恒后挺，是心肾欲相远，防其相交以助热也。

果参透此中消息，以后天补助先天，不但由此悟却病之理，更可由此悟养生之理，寿命之悠久固可在把握中也。

《伤寒论》原文

少阴病，吐，利，手足不逆冷，反发热者，不死；脉不至者，灸少阴七壮。

【提要】

吐利暴作，阳虽虚而未甚，脉不至，可用灸法。

【释义】

少阴虚寒证吐利，一般应伴有手足逆冷，今手足不逆冷，表明阳虚的程度不甚，反发热，标志着阳能胜阴，而不是阳气越脱，所以断为不死。脉不至并非阴阳离决，而是由于吐利暴作，阳气乍虚，脉一时不能接续，所以可用灸法以温通阳气，阳气通则脉自至。本文只提出“灸少阴七壮”，未出具体穴名，常器之主张灸太溪穴，柯韵伯主张兼灸复溜，章虚谷主张灸太溪、涌泉，均可作为参考。

【张锡纯论】

陈修园谓：宜灸太溪二穴。张拱端谓：亦可灸复溜二穴。而愚则谓：若先灸太溪二穴，脉仍不应，可再灸复溜二穴，灸时宜两腿一时同灸。太溪二穴，在足内踝后五分，跟骨上动脉中，复溜二穴，在内踝上二寸，大骨后侧陷中，此与太溪同为少阴生脉之源。

2. 少阴病麻黄附子细辛汤证

《伤寒论》原文

少阴病，始得之，反发热，脉沉者，麻黄附子细辛汤主之。

【提要】

少阴病兼表的证治。

【释义】

少阴病，是里虚寒证，一般不发热，今始得之即有发热，故谓之

“反发热”，以别于单纯太阳表证。太阳病，脉必浮，现在不是脉浮而是脉沉，沉脉主里，为少阴里虚寒的确据，脉证合参，因知是少阴兼表证。那么，自当以温少阴为主，兼发汗解表，可用麻黄附子细辛汤。因为少阴与太阳相表里，所以又称“两感证”。

本条与《伤寒论》原文 92 条“病发热头痛，脉反沉，若不差，身体疼痛者，当救其里，宜四逆汤”相比较，虽然同属于太阳少阴两感，但病机并不全同。本条是少阴病为主，故云“反发热”；彼条以太阳病为主，故云“脉反沉”。本条虽是少阴为主，而里虚尚不太甚，所以表里同治；原文 92 条虽是太阳为主，而里虚已甚，所以先救其里。必须仔细推敲，才能真正掌握。

麻黄附子细辛汤方

麻黄二两去节，细辛二两，附子一枚炮、去皮、破八片。

上三味，以水一斗，先煮麻黄减二升，去上沫，纳诸药，煮取三升，去滓，温服一升，日三服。

【张锡纯论】

此外感之寒凉，由太阳直透少阴，乃太阳与少阴合病也。为少阴与太阳合病，是以少阴已为寒凉所伤，而外表纵有发热之时，然此非外表之壮热，乃恶寒中之发热耳，是以其脉不浮而沉。盖少阴之脉微细，微细原近于沉也。故用附子以解里寒，用麻黄以解外寒，而复佐以辛温香窜之细辛，既能助附子以解里寒，更能助麻黄以解外寒，俾其自太阳透入之寒，仍由太阳作汗而解，此麻黄附子细辛汤之妙用也。

按：方中细辛二两，折为今之六钱，复三分之一，剂中仍有二钱，而后世对于细辛有服不过钱之说，张隐庵曾明辩其非，二钱非不可用，而欲免病家之疑，用一钱亦可奏效。盖凡宜发汗之病，其脉皆浮，此独脉沉，而欲发其汗，故宜用细辛辅之，至谓用一钱亦可奏效者，因细辛之性原甚猛烈，一钱亦不为少矣。

按：此方若少阴病初得之，但恶寒不发热者，亦可用。

【张锡纯验案】

曾治一少年，时当夏季，午间恣食西瓜，因夜间失眠，遂于食余当窗酣睡，值东风骤至，天气忽变寒凉，因而冻醒，其未醒之先，又复梦中遗精，醒后遂觉周身寒凉抖战，腹中隐隐作疼，须臾觉疼浸加剧。

急迎为诊治，其脉微细若无，为疏方：用麻黄二钱，乌附子三钱，细辛一钱，熟地黄一两，生山药、山茱萸各五钱，干姜三钱，公丁香十粒，共煎汤服之。

服后温覆，周身得微汗，抖战与腹疼皆愈。

此于麻黄附子细辛汤外而复加药数味者，为其少阴暴虚，腹中疼痛也。

3. 少阴病黄连阿胶汤证（附：自订坎离互根汤方）

《伤寒论》原文

少阴病，得之二三日以上，心中烦，不得卧，黄连阿胶汤主之。

【提要】

少阴病，阴虚阳亢的证治。

【释义】

本条为少阴病热化证。真阴已虚，邪火复炽。肾水亏于下，心火亢于上，心肾不得相交，故心中烦而不得卧。它与单纯的邪热或单纯的阴虚不同，所以治必兼顾，滋阴与清火同用，黄连阿胶汤为代表方剂。

本条与栀子豉汤证虽然都有心烦不得卧（眠），但病机确有所不同，栀子豉汤证热扰胸膈，病在气分，阴液未伤，故苔多薄腻微黄；本证为心火炽盛，肾阴亏虚，故不仅苔黄，而舌必红绛。所以一则治宜清宣郁热，一则治宜滋阴降火。

【张锡纯论】

二三日以上，即一日也，合一二三日而浑言之，即初得也。细绎其文，是初得即为少阴病，非自他经传来也。

其病既非自他经来，而初得即有热象者，此前所谓伏气化热而窜入少阴者也。盖凡伏气化热之后，恒因薄受外感而猝然发动，至其窜入之处，又恒因其脏腑素有虚损，伏气即乘虚而入。

由斯而论，则此节之所谓少阴病，乃少阴病中之肾虚兼热者也。夫大易之象，坎上离下为既济，坎为肾而在上者，此言肾当上济以镇心也；离为心而在下者，此言心当下济以暖肾也。至肾素虚者，其真阴之气不能上济以镇心，心火原有摇摇欲动之机，是以少阴之病初得，肾气为伏气所阻，欲上升以济心尤难，故他病之现象犹未呈露，而心中已不胜热象之烦扰，而不能安卧矣。是以当治以黄连阿胶汤也。

黄连阿胶汤方

黄连四两，黄芩一两，芍药二两，鸡子黄二枚，阿胶三两。

上五味，以水五升，先煮三味，取二升，去滓，纳胶烊尽，小冷，纳鸡子黄，搅令相得，温取七合，日三服。

黄连味苦入心，性凉解热，故重用之以解心中发烦，辅以黄芩，恐心中之热扰及于肺也，又肺为肾之上源，清肺亦所以清肾也。

芍药味兼苦酸，其苦也善降，其酸也善收，能收降浮越之阳，使之下归其宅，而性凉又能滋阴，兼能利便，故善滋补肾阴，更能引肾中外感之热自小便出也。

阿胶为济水之伏流通于阿井，取其水以煎黑色之驴皮成胶，其性善滋阴，又善潜伏，能直入肾中以生肾水。鸡子黄中含有副肾髓质之分泌素，推以同气相求之理，更能直入肾中以益肾水，肾水充足，自能胜热逐邪以上镇心火之妄动，而心中发烦自愈矣。

或问：提纲明言心中烦而不能卧，夫心与肾共为少阴，使其心之本体热而生烦，其人亦恒不能安卧，此虽为手少阴，亦可名为少阴病也，何先生独推本于肾，由肾病而累及于心乎？

答曰：凡曰少阴病者，必脉象微细，开端提纲中已明言之矣。若谓其病发于心，因心本体过热而发烦，则其脉必现浮洪之象，今其心虽有热，而脉象仍然微细（若脉非微细而有变更者，本节提纲中必言明此定例也），则知其病之源不在于心而在于肾可知，其心中发烦不得卧，实因肾病而累及于心，更可知也。

按：此节所言之病，原系少阴病初得无大热者，故治以黄连阿胶汤已足清其热也。若其为日既久，而热浸加增，或其肾经素有蕴热，因有伏气之热激发之，则其热益甚，以致心肾皆热，其壮热充实于上下，又非此汤所能胜任矣。愚遇此等证，则恒用白虎加人参汤，以玄参代知母、山药代粳米，又加鲜茅根、生鸡子黄，莫不随手奏效，用之救人多矣，因名之为坎离互根汤，详录其方之分量及煎法于下。

生石膏细末二两，玄参一两，生怀山药八钱，甘草三钱，野台党参四钱，鲜白茅根洗净切碎六两，生鸡子黄三枚。上共六味，先将茅根煎三四沸，去滓，纳余药五味，煎汤三盅，分三次温服，每服一次调入鸡子黄一枚。

方中之意：石膏、人参并用，不但能解少阴之实热，并能于邪热炽盛之时立复真阴，辅以茅根，更能助肾气上升，与心火相济也，至于玄参，性凉多液，其质轻松，原善清浮游之热，而心之烦躁可除，其色黑入肾，又能协同鸡子黄以滋肾补阴，俾少阴之气化壮旺，自能逐邪外出也。

或问：外感之伏气，恒受于冬日，至春日阳生，随春日之阳而化热，是以温病多有成于伏气化热者，至伤寒约皆在于冬日，何亦有伏气化热者乎？

答曰：伏气化热，原有两种化法。伏气冬日受之，伏于三焦脂膜之中，迟至春日，随春日之阳生而化热，此伏气化热之常也。乃有伏气受于冬日，其所伏之处，阻塞腹内升降之气化，其气化因阻塞而生热，伏气亦可随之化热，此伏气化热之变也。迨其化热之后，或又微受外感而触发之，其触发之后，又恒因某经素有虚损，乘虚而窜入其经，此所以伤寒病中亦有伏气化热者也。注疏诸家，因不知伤寒中亦有伏气化热，故对于少阴病之热者，而释之终涉影响也。

4. 少阴病当灸及附子汤证

《伤寒论》原文

少阴病，得之一二日，口中和，其背恶寒者，当灸之，附子汤主之。

【提要】

阳虚寒湿证的审证要点与治疗方法。

【释义】

口中和是少阴病阳虚寒湿证的审证要点。所谓“口中和”指口中不苦、不燥、不渴，表明里无邪热。背为督脉循行部位，阳虚而寒湿凝滞，督脉先受影响，故背恶寒。本条可作为《伤寒论》原文305条“身体痛，手足寒，骨节疼，脉沉者”的补充。在服附子汤的同时，还可兼用灸法，一般认为可灸大椎、关元、气海等穴。灸法与汤药并进，可以增强疗效。

阳明病热盛汗多，津气损伤，也会出现背恶寒，切不可误用附子汤。但阳明病不会“口中和”，而是口燥渴，前后互参（《伤寒论》原文169条：“伤寒无大热，口燥渴，心烦，背微恶寒者，白虎加人参汤主之。”）可得临床诊断，询问口中和否，具有重要意义。

【张锡纯论】

陈修园曰：此宜灸膈关二穴以救太阳之寒，再灸关元一穴以助元阳之气。

王和安曰：肾阳以先天元阳藏于丹田，吸引卫阳内返者为体，以后天水谷津液于水腑，被心火下交，蒸发外出者为用。兹言口中和而不燥渴，则心阳已衰于上，背恶寒则太阳气循脊、入命门、下丹田者亦衰。治宜引天阳由背脊入命门、下丹田，温肾破寒以为之根。故膈关二穴，在脊七椎下各旁开三寸，为足太阳气脉所发，灸七壮，由太阳外部引天阳循脊下胞室矣。关元一穴，在脐下三寸，足三阴任脉之会，可灸百壮，从任脉引心阳以下胞室也。

王氏于此节疏解甚精细，而犹未指出下焦之元阳存于何处。盖人身有两气海，《内经》谓膈上为气海，此后天之气海，所藏者宗气也（即胸中大气）。哲学家以脐下为气海，此先天之气海，所藏者祖气，即元气也。

人身之元阳，以元气为体质，元气即以元阳为主宰，诚以其能斡旋全身则为元气，能温暖全身则为元阳，此元阳本于先天，原为先天之君火，以命门之相火为之辅佐者也（此与以心火为君火，以肝中所寄之少阳相火为相火者，有先天后天之分）。

至下焦气海之形质，原为脂膜及胰子，团结而中空，《医林改错》所谓形如倒提鸡冠花者是也。人生结胎之始，先生此物，由此而下生督脉，上生任脉，以生全身，故其处最为重要之处，实人生性命之根也。

有谓人之元气、元阳藏贮于胞室者，不知胞室若在女子，其中生疮溃烂，原可割而去之，若果为藏元气元阳之处，岂敢为之割去乎。

《伤寒论》原文

少阴病，身体痛，手足寒，骨节痛，脉沉者，附子汤主之。

【提要】

阳虚寒湿身痛的证治。

【释义】

从手足寒、脉沉的脉证上，可以看出本证的病理癥结主要是阳气虚弱，由于里阳不足，生阳之气陷而不举，所以其脉沉；阳气虚衰，不能充于四肢，故手足寒；阳气虚衰，水寒不化，寒湿留着于经脉骨节之间，故身体痛。用附子汤以温经驱寒除湿。

附子汤方

附子二枚炮、去皮、破八片，茯苓二两，人参二两，白术四两，芍药三两。

上五味，以水八升，煮取三升，去滓，温服一升，日三服。

陈古愚曰：论云少阴病得之一二日，口中和，其背恶寒者，当灸之，宜此汤，此治太阳之阳虚，不能与少阴之君火相合也。又云少阴病，身体疼，手足寒，骨节痛，脉沉者，宜此汤，此治少阴君火内虚，神机不转也。方中君以生附子二枚，益下焦水中之生阳以达于上焦之君火也。臣以白术者，以心肾藉中土之气而交合也。佐以人参者，取其甘润以济生附子之大辛。又佐以芍药者，取其苦降以泄生附子之大毒也。然参、芍皆阴分之药，虽能化生附子之暴，又恐其掣生附子之肘，当此阳气欲脱之倾，杂一点阴柔之品，便足害事，故有佐以茯苓之淡渗，使参、芍成功之后，从小便而退于无用之地，不遗余阴之气以防阳药也。师用此方，一以治阳虚，时医开口辄言此四字，其亦知阳指太阳、阴指少阴，一方统治之理乎。

张拱端曰：此方中最妙是人参一味，生于阴林湿地，味甘苦而质润，本于阴也。而发出之苗叶三丫五加，悉为阳数，可知此物从阴出阳，宛如肾水中生阳，用于附子汤中，一则济附子之热，一则助附子以生阳，圣方奇妙，不可思议也。前辈将人参或只解为化附子之大辛，或解为补中土，此皆未知仲师用药之妙也。

按：古之人参，即今之党参，其性原温，而《本经》谓其微寒者，因神农尝百草时原采其鲜者尝之，含有自然之鲜浆汁，是以其性微寒，至蒸熟晒干则变为温矣。此犹如鲜地黄、熟地黄之性各殊也。即古时用人参，亦恒多剖取鲜者用之，是以古方中之用人参，亦多取其微寒之性，与他药配合，而后世之笃信《本经》者，尤以人参谓微寒，岂未尝单用人参以试其性之寒热乎？夫人参原为救颠扶危、挽回人命之大药，医界同人尚其于人参之性细研究之。

5. 少阴病桃花汤证

《伤寒论》原文

少阴病，下利，便脓血者，桃花汤主之。

【提要】

虚寒下利便脓血、滑脱不禁的证治。

【释义】

下利便脓血，一般属热证。本条的下利便脓血，乃脾肾阳衰，络脉不固而统摄无权，大肠滑脱。其证候特点是：虽然脓血杂下，必无里急后重，亦无臭秽之气，而腹痛绵绵，喜温喜按，口淡不渴，可资佐证。治宜桃花汤温涩固脱。

【张锡纯论】

王和安曰：凡下利，皆油膜寒水返注入肠，油寒而脉血之热力不旺，则为洞泻。油寒锢蔽脉血，郁热冲突于油膜中，则为腹痛下坠。《要略》云：阳证内热则溢出鲜血，阴证内寒则下紫血如豚肝。盖油寒感及脉血，寒瘀而胀裂脉管，则下死瘀之黑血，血热素盛，被油寒郁积，热血胀裂脉管，则下鲜血也。油寒而谷精不能化血，随水下注，则便中夹有白津油中还流之液，或谷精已化之油，被脉血热迫，奔注入肠，则便中夹有油汁。油汁白血球应化赤血球者，不得纯热之融化，反以暴热之迫激，杂油血下则为脓血。而知此，则桃花汤微义可解矣。

桃花汤方

赤石脂一斤，一半全用、一半筛末，干姜一两，粳米一升。

上三味，以水七升，煮米令熟，去滓，温服七合，纳赤石脂末方寸匕，日三服，若一服愈，余勿服。

赤石脂原为土质，其性微温，故善温养脾胃；为其具有土质，倾有黏涩之力，故有善治肠澼下脓血；又因其生于两石相并之夹缝，原为山脉行气之处，其质虽黏涩，实兼能流通气血之瘀滞。故方中重用之以为主药。至于一半煎汤一半末服者，因凡治下利之药，丸散优于汤剂。且其性和平，虽重用一斤犹恐不能胜病，故又用一半筛其细末，纳汤药中服之也。且服其末，又善护肠中之膜，不致为肠中脓血所伤损也。

用干姜者，因此证其气血因寒而瘀，是以化为脓血。干姜之热既善祛寒，干姜之辛又善开瘀也。

用粳米者，以其能和脾胃，兼能利小便，亦可为治下利不止者之辅佐品也。

或问：大便下脓血之证，多因于热，此证即为少阴中寒证，何亦下脓血乎？

答曰：提纲之后，曾引王氏一段疏解，君所问之理，中已言明，若心中仍复游移不敢确信者，可举愚平素治验之案以征实之。

【张锡纯验案】

辽宁陆军连长何阁臣，年三十许，因初夏在郑州驻防，多受潮湿，下痢脓血相杂，屡治不愈。后所下者渐变紫色，有似烂炙，杂以脂膜，腹中切痛，医者谓此因肠中腐败，故所下如此，若不能急为治愈，则肠将断矣。阁臣闻之惧甚，遂乘火车急还辽宁，长途辛苦，至家病益剧，下痢无度，而一日止食稀粥少许。

时愚应辽宁军政两界之聘，在所建立达医院中施诊。阁臣遂来院求为诊治，其脉微弱而沉，左三部几不见。问其，心中自觉饮食不能消化，且觉上有浮热，诸般饮食皆懒下咽，下痢一昼夜二十余次，每欲痢时，先觉腹中坠而且疼。

细审病因，确系寒痢无疑，其所下者如烂炙，杂以脂膜者，是其肠中之膜，诚然腐败随痢而下也。西人谓此证为肠溃疡，乃赤痢之坏证，最为危险，所用之药有水银基制品，而用于此证实有不宜。即愚平素所遇肠溃疡证，亦恒治以金银花、旱三七、鸦胆子诸药，对于此证亦不宜。

盖肠溃疡证多属于热，而此证独属于寒，此诚肠溃疡证之仅见者也。

遂俾用生硫黄细末，掺熟面少许为小丸，又重用生山药、熟地黄、龙眼肉，煎浓汤送服，连服十余剂，共服生硫黄二两半（日服药一剂，头煎次煎约各送服生硫黄八许），其痢始愈。

按：此证脉微弱而沉，少阴之脉也，下者如烂炙兼脂膜，较下脓血为尤甚矣。使其初得下脓血时，投以桃花汤不即随手可愈乎？乃至病危已至极点，非桃花汤所能胜任，故仍本桃花汤之义，以硫黄代干姜（上焦有浮热者忌干姜不忌硫黄），用生山药、熟地黄、龙眼肉以代石脂（病人阴虚，赤石脂能固下不能滋阴，山药诸药能固下兼能滋阴），如此变通，仍不失桃花汤之本义，是以多服十余剂亦能奏效也。

至此节之下节，下利不止，下脓血，又添腹痛，小便不利证，亦桃花汤主之。盖小便不利因寒者亦恒有之，故投以桃花汤亦能愈也。

6. 少阴病吴茱萸汤证

《伤寒论》原文

少阴病，吐利，手足厥冷，烦躁欲死者，吴茱萸汤主之。

【提要】

阴盛阳虚，正邪剧争的证治。

【释义】

本条以少阴病冠首，吐利、四逆，亦酷似四逆汤证，何以不用四逆汤而用吴茱萸汤？关键是“烦躁欲死”一证，标志着阴邪虽然很盛，而阳气尚能与阴邪剧争，而不是阴盛阳亡，故可借用吴茱萸汤温降肝胃，泄浊通阳。它并不是少阴病的正治方法。有的注家提出四逆汤证以下利为主，吴茱萸汤证以吐为主，乃是就两方作用的异同而言，可作辨证时参考。

【张锡纯论】

柯韵伯曰：少阴病，吐利烦躁四逆者死，四逆者，四肢厥冷，兼臂胫而言也，此云“手足”，是指掌而言，四肢之阳犹在也。

吴茱萸汤

吴茱萸一升洗，人参三两，生姜六两切，大枣十二枚擘。

上四味，以水七升，煮取二升，去滓，温服七合，日三服。

陈古愚曰：师于不治之证，不忍坐视，专求阳明，是得绝处逢生之妙，所以与通脉四逆汤、白通加猪胆汁汤三方鼎峙也。论云：食谷欲呕者，属阳明也，吴茱萸汤主之。又云：干呕吐涎沫、头痛者，吴茱萸汤主之。此阳明之正方也。或谓：吴茱萸降浊阴之气，为厥阴专药，然温中散寒，又为三阴并用之药，而佐以人参、姜、枣，又为胃阳衰败之神方也。

周伯度曰：吴茱萸树高丈余，皮青绿色，结实梢头。其气臊，故得木气多而用在于肝。叶紫、花紫、实紫，紫乃水火相乱之色。实熟于季秋，气味苦辛而温性且烈，是于水火相乱之中，操转旋拨乱之权，故能入肝伸阳戢阴而辟寒邪。味辛则升、苦则降，辛能散、苦能坚，亦升亦降，亦散亦坚，故上不至极上、下不至极下，第为辟肝中之寒邪而已。食谷欲呕者，肝受寒邪，上攻其胃，不食谷则肝气犹舒，食谷则肝不能容而欲呕，与胃虚之有反胃迥殊，故非吴茱萸汤不治。夫肝邪上攻则胃病，为木乘土，下迫则肾病，为子传母，迨子传母则吐利交作，而不止一吐矣，少阴自病，下利已耳，未必兼吐，吐而利矣，未必兼逆冷、烦躁、吐利，而且手足逆冷烦躁欲死，非肝邪盛极而何！此时疗之，舍吴茱萸汤亦别无他法也。

按：上两节之议论，一主胃，一主肝。究之，吴茱萸汤之实用，乃肝胃同治之剂也。至于此证烦躁欲死，非必因肝邪盛极，实因寒邪阻塞而心肾不交也。盖人心肾之气，果分毫不交，其人即危不旋踵，至于烦躁欲死，其心肾几分毫不交矣。夫心肾之所以相交者，实赖脾胃之气上下通行，是以内炼家以肾为婴儿，心为姹女，婴儿姹女相会，必赖黄婆为媒，黄婆者，脾胃也。

是以少阴他方中皆用干姜，而吴茱萸汤中则重用生姜至六两，取其温通之性，能升能降（生姜善发汗，是其能升，善止呕吐，是其能降），以开脾胃凝滞之寒邪，使脾胃之气上下通行，则心肾自能随脾胃气化之升降，而息息相通矣。

7. 少阴病苦酒汤证

《伤寒论》原文

少阴病，咽中伤，生疮，不能语言，声不出者，苦酒汤主之。

【提要】

咽伤破溃的证治。

【释义】

咽部受到创伤，并已发生溃疡，波及会厌，故言语不利，声不得出，这是痰火郁结，故治宜苦酒汤。

【张锡纯论】

王和安曰：此西人所谓扁桃炎也。扁桃在咽喉两旁，中有缩筋，食物入咽，即以收缩作用，压迫食物下咽，同时收提气管，免食物窜入。扁桃体内有分泌腺，由少阴经从心系上夹咽之脉下通心肾，平人肾脏真气含液循经达咽，由扁桃腺分泌而出，咽润则食管滑利易于下食，咽润则声带得其滋养而发声清彻。今少阴心热上迫，则扁桃体肿大而喉塞，气不得出，扁桃之分泌失职，声带枯梗，不能语言，久则瘀血结合热力，胀裂脉管腺管，腐化脓臭，则成喉痈，其因误食渣滓而刺伤者，亦与喉痈同例。

苦酒汤

半夏洗，破如枣核大十四枚，鸡子一枚去黄，纳上苦酒，着鸡子壳中。

上两味，纳半夏苦酒中，以鸡子壳置刀环中，安火上，令三沸，去滓，少少含咽之。不差，更作三剂。

按：苦酒即醋也，《论语》又名为醯。又，方中枣核当作枣仁，不然，破半夏如枣核大十四枚，即鸡子空壳亦不能容，况鸡子壳中犹有鸡子清与苦酒乎？

又按：古用半夏皆用生者，汤洗七次即用，此方中半夏宜用生半夏先破之，后用汤洗，始能洗出毒涎。

唐容川曰：此节所言生疮，即今之喉痈、喉蛾，肿塞不得出声，今有用刀针破之者，有用巴豆烧焦烙之者，皆是攻破之，使不壅塞也。仲景用生半夏正是破之也，余亲见治重舌敷生半夏立即消破，即知咽喉肿闭亦能消而破之矣。且半夏为降痰要药，凡喉肿则痰塞，此仲景用半夏之妙，正是破之又能去痰，与后世刀针、巴豆等方较见精密，况兼蛋清之润、苦酒之泻，真妙法也。

8. 少阴病白通汤证及白通加猪胆汁汤证

《伤寒论》原文

少阴病，下痢，白通汤主之。

【提要】

阴盛戴阳证的证治。

【释义】

少阴病下利，以白通汤主之，则知本证下利亦是少阴虚寒证，因脾肾阳衰，阴寒偏盛，下焦不得温煦，水谷不别所致。既属少阴虚寒证，当具有但欲寐、手足逆冷、脉微细或沉微等症。从《伤寒论》原文 317 条通脉四逆汤方后加减法"面色赤者加葱九茎"来看，白通汤证中必有面赤，根据《伤寒论》原文 315 条"下利脉微"，本证也必然是脉微。下利脉微，阴盛阳虚，面赤为虚阳被格于上，即戴阳证。本证的病情较通脉四逆汤证略轻，所以不用通脉四逆汤；较四逆汤证多戴阳证，所以亦不用四逆汤，而用白通汤主治。

白通汤方

葱白四茎，干姜一两，附子一枚生用、去皮、破八片。

上三味，以水三升，煮取一升，去滓，分温再服。

【张锡纯论】

下利固系少阴有寒，然实与脾胃及心脏有关，故方中用附子以暖肾，用干姜以暖脾胃，用葱白以通心肾之气，即引心君之火下济（天道下济而光明），以消肾中之寒也。

《伤寒论》原文

少阴病，下利，脉微者，与白通汤；利不止，厥逆无脉，干呕，烦者，白通加猪胆汁汤主之。服汤，脉暴出者死，微续者生。

【提要】

阴盛戴阳，服热药发生格拒的证治及预后。

【释义】

原文可分三段来理解。

第一段："少阴病……与白通汤"，论述少阴阴盛戴阳证的证治，与上条同，不再复述。

第二段："利不止……白通加猪胆汁汤主之"，论述阴盛戴阳证服热药发生格拒的证治。阴盛戴阳之证，服白通汤而下利仍不止，这是病重药轻，所以服药未能奏效，反而格拒增甚，以致厥逆无脉，干呕而烦，乃阳药被阴邪所格拒的缘故，并非药不对证，故仍主以白通汤，更佐入咸寒苦降之猪胆汁、人尿，以引阳入阴，庶可避免再发生格拒，从而达到破阴回阳的目的。

第三段："服汤……微续者生"，论述服白通加猪胆汁汤后，可能出现顺、逆的不同转归：脉暴出（陡然出现）是阴液枯竭，孤阳无依，完全发露于外，故为死候。脉微续（稍稍接续）是阴液未竭，阳气暂复之象，则预后较好。

白通加猪胆汁汤方

葱白四茎，干姜一两，附子一枚生用、去皮、破八片，人尿五合，猪胆汁一合。

以上五味，以水三升，煮取一升，去滓，纳胆汁、人尿，和令相得，分温再服，若无胆汁，亦可用。

【张锡纯论】

张令韶曰：脉始于足少阴肾，主于手少阴心，生于足阳明胃。少阴下利脉微者，肾中之生阳不升也，与白通汤以启下陷之阳，若利不止、厥逆无脉、干呕烦者，心无所主、胃无所生、肾无所始也。白通汤三面俱到，加猪胆汁、人尿，调和后入，生气俱在，为效倍速，苦咸合为一家，入咽之顷，苦先入心，即随咸味而直交于肾。肾得心君之助，则生阳之气升。又有附子在下以启之，干姜从中以接之，葱白在上以通之，利止厥回，不烦不呕，脉可微续，危证必仗此大力也。若服此汤后，脉不微续而暴出，灯光回焰，药亦无如之何矣。

按：此节较前节所言之病为又重矣，而于白通汤中加人尿、猪胆汁，即可挽回者，此中原有精微之理在也。人尿原含有脏腑自然之生气。

【张锡纯验案】

愚友毛仙阁之侄病霍乱，六脉皆闭，两目已瞑，气息已无，舁诸床上，仙阁以手掩其口鼻，觉仿佛仍有呼吸，灌水少许，似犹知下咽。乃急用现接之童便，和朱砂细末数分灌之，须臾顿醒，则人尿之功效可知矣。

至于猪胆汁，以人之生理推之，原少阳相火之所寄生，故其味甚苦，此与命门相火原有先后天之分，当此元阳衰微、命门相火将绝之时，而以后天助其先天，西人所谓脏器疗法也。且人尿与猪胆汁之性皆凉，加于热药之中以为引导，则寒凉凝聚之处自无格拒，此又从治之法也。

其脉暴出者，提纲中以为不治，以其将脱之脉象已现也。而愚临证数十年，于屡次实验中，得一救脱之圣药，其功效远过于参芪，而自古至今未有发明，其善治脱者其药非他，即山茱萸一味大剂煎服也。盖无论上脱、下脱、阴脱、阳脱，奄奄一息，危在目前者，急用生净山茱萸（药房中恒有将酒浸山茱萸蒸熟者，用之无效）三两，急火煎浓汁一大碗，连连温饮之，其脱即止，脱回之后，再用山茱萸二两，生怀山药一两，真野台党参五钱煎汤一大碗，复徐徐温饮之，暴脱之证约皆可救愈。想此节所谓脉暴出者用之亦可愈也。夫以愚之管窥蠡测，较之仲师，何异萤火之比皓月！然吾人生古人之后，贵发古人所未发，不可以古人之才智囿我，实贵以古人之才智启我，然后能于医学有进步也。

9. 少阴病真武汤证

《伤寒论》原文

少阴病，二三日不已，至四五日，腹痛，小便不利，四肢沉重疼痛，自下利者，此为有水气，其人或咳，或小便利，或下利，或呕者，真武汤主之。

【提要】

少阴阳虚水泛的证治。

【释义】

少阴病二三日不已，至四五日，邪气递深，肾阳日衰，阳虚寒盛，水气不化，泛溢为患。浸淫肢体则四肢沉重、疼痛。浸渍胃肠则腹痛下利。水气停蓄于内，膀胱气化不行，则为小便不利。水饮内停，随气机升降，无处不到，或上逆犯肺为咳，或冲逆于胃而呕，或水寒下趋大肠则下利更甚，或下焦阳虚，膀胱气化不利，则小便不利。总之，这些证候的产生，都是肾阳虚衰兼水气为患，故宜用真武汤治疗。

真武汤方

茯苓、芍药、生姜切，各三两，白术二两，附子一枚炮、去皮、破八片。

上五味，以水八升，煮取三升，去滓，温服七合，日三服。若咳者，加五味子半升，细辛、干姜各一两；若小便利者，去茯苓；若下利者，去芍药加干姜二两；若呕者，去附子加生姜足前成半斤。

【张锡纯论】

罗东逸曰：真武者，北方司水之神也，以之名汤者，藉以镇水之义也。夫人一身，制水者脾，主水者肾也。肾为胃关，聚水而从其类，倘肾中无阳，则脾之枢机虽运，而肾之关门不开，水即欲行以无主制，故泛溢妄行而有是证也。

用附子之辛温，壮肾之元阳，则水有所主矣。

白术之温燥，建立中土，则水有所制矣。

生姜之辛散，佐附子以补阳，于补水中寓散水之意。

茯苓之渗淡，佐白术以建土，于制水中寓利水之道焉。

而尤重在芍药之苦降，其旨甚微。盖人身阳根于阴，若徒以辛热补阳，不少佐以苦降之品，恐真阳飞越矣。芍药为春花之殿，交夏而枯，用之以亟收散漫之阳气而归根。下利减芍药者，以其苦降涌泻也。

加干姜者，以其温中胜寒也。水寒伤肺则咳，加细辛、干姜者，胜水寒也；加五味子者，收肺气也。

小便利者，去茯苓，恐其过利伤肾也。

呕者，去附子，倍生姜，以其病非下焦，水停于胃，所以不须温肾以行水，只当温胃以散水，且生姜功能止呕也。

10. 少阴病通脉四逆汤证

《伤寒论》原文

少阴病，下利清谷，里寒外热，手足厥逆，脉微欲绝，身反不恶寒，其人面色赤，或腹痛，或干呕，或咽痛，或利止脉不出者，通脉四逆汤主之。

【提要】

阴盛格阳的证治。

【释义】

少阴病，下利清谷，手足厥逆，脉微欲绝，是阳气大衰，阴寒内盛所致。虚阳被格于外，故身反不恶寒。虚阳被格于上，故面色赤。所谓“里寒外热”，就是内真寒而外假热。由于证势重而变化不一，故又多不同的兼证。脾肾阳虚，气血凝滞则腹痛；阴寒犯胃，胃气上逆则干呕；虚阳上浮，郁于咽嗌则咽痛；阳气大虚，阴液内竭，则利止而脉不出。证属阴盛格阳，不是四逆汤所能胜任，故用通脉四逆汤主治。

通脉四逆汤

甘草二两炙，附子大者一枚，生用、去皮、破八片，干姜三两，强人可四两。

上三味，以水三升，煮取一升二合，去滓，分温再服，其脉即渐而出者愈（若非暴出者之自勿而忽有，既有而仍无，如灯火之回焰也）。面色赤者，加葱九茎。腹中痛者，去葱，加芍药二两。呕者，加生姜二两。咽痛者，去芍药，加桔梗一两。利止脉不出者，去桔梗，加人参二两。病皆与方相应者，乃服之。

【张锡纯论】

按：太阳篇四逆汤中干姜两半，以治汗多亡阳之证。至通脉四逆汤，药味同前，惟将干姜加倍。盖因寒盛脉闭，欲藉辛热之力开凝寒以通脉也。面赤者加葱九茎（权用粗葱白切上九寸即可），盖面赤乃阴寒在下，逼阳上浮，即所谓戴阳证也。加葱以通其上下之气，且多用同于老阳之数，则阳可下归其宅矣。而愚遇此等证，又恒加芍药数钱。盖芍药与附子并用，最善收敛浮越之元阳下降也。

《金鉴》注曰：论中扶阳抑阴之剂，中寒阳微，不能外达，主以四逆；中外俱寒，阳气虚甚，主以附子；阴盛于下，格阳于上，主以白通；阴盛于内，格阳于外，主以通脉。是可知四逆运行阳气者也，附子，温补阳气者也，白通，宣通上下之阳者也，通脉，通达内外之阳者也。

今脉微欲绝，里寒外热，是肾中阴盛，格阳于外，故主之也。倍干姜，加甘草，佐附子，易名通脉四逆汤者，以其能大壮元阳，主持中外，共招外热，返之于内。盖此时生气已离，亡在俄顷，若仍以柔缓之甘草为君，何能疾招外阳？故易以干姜，然必加甘草、干姜等分者，恐涣漫之余，姜附之猛不能安养元气，所谓有制之师也。若面赤加葱，以通格上之阳；腹痛加芍药，以和在里之阴，呕逆加生姜，以宣胃；咽痛加桔梗，以利经；利不止、脉不出、气少者，加参以生元气而复脉也。

按： 通脉四逆汤，方中甘草亦有作三两者，故《鉴》注云云。

11. 少阴病大承气汤证

《伤寒论》原文

少阴病，自利清水，色纯青，心下必痛，口干燥者，急下之，宜大承气汤。

【提要】

热结旁流，火炽津枯，治当急下。

【释义】

本条少阴病，亦指真阴耗伤而言。燥实内结，迫液旁流，所以自利纯属清水，不夹渣滓，而且颜色青黑。燥实内阻而胃气壅滞不通，故心下必痛；燥热伤灼真阴，故口中干燥，所以亦当急下阳明之实，以救垂绝之阴。已经下利，复用攻下，似为通因通用，实际仍是通因塞用。只有实邪去，利始能止，阴始能存。

【张锡纯论】

按： 此证乃伏气之热，窜入肝肾二经也。盖以肾主闭藏，肝主疏泄，肾为二便之关，肝又为肾行气，兹因伏气之热，窜入肾兼窜入肝，则肝为热助，疏泄之力太过，即为肾行气之力太过，致肾关失其闭藏之用，而下利清水。且因肝热而波及于胆，致胆汁因热妄行，随肝气之疏泄而下纯青色之水。

于斯，肾水因疏泄太过而将竭，不能上济以镇心火，且肝木不得水气之涵濡，则在下既过于疏泄，在上益肆其横恣，是以心下作痛、口中干燥也。此宜急下之，泻以止泻，则肾中之真阴可回，自能上济以愈口中干燥、心下作痛也。

张拱端曰：民国十五年秋季，发生痢疾，见有一男子得痢，利时极其闭迫后重，惟利下清水，色青，无脓血。医者均作痢疾，治之不效，余治亦不效，数日即死。后阅至此条，始知为少阴急下之证，最为恶候，非秋痢也。其于秋时常痢中，单现一少阴急下之特别下利甚矣，医之难于知病也。

按：少阴病纯下青色之水，愚亦未见，然观张氏所遇之证，治以他药皆不愈，则宜以大承气汤下之无疑矣。且此节之前有“少阴病得之二三日，口燥咽干者，急下之，宜大承气汤”。及后节“少阴病六七日，腹胀不大便者急下之，宜大承气汤”。想此二节，仲师亦皆言急下，若不急下，当亦若纯下青水者，其危险即在目前，若仲师者，宜其为医中之圣也。

按：方书有奇恒痢，张隐庵谓：系三阳并至，三阴莫当，九窍皆塞，阳气旁溢，咽干喉塞，痛并于阴，则上下无常，薄为肠澼，其脉缓小迟涩，血温身热者死，热见七日者死。盖因阳气偏盛，阴气受伤，是以脉小迟涩，此证宜急用大承气汤泻阳养阴，缓则无效。夫奇恒痢病，未知所下者奚似，而第即其脉象缓小迟涩，固与少阴病之脉微细者同也。其咽干喉塞，痛并于阴，又与此节之心下痛、口中干燥者同也。隐庵谓：宜急服大承气汤，又与此节之“急下之，宜大承气者”同也。是奇恒痢者，不外少阴下利之范围，名之为奇恒痢可也，名之为少阴下利亦无不可也。

《伤寒论》原文

少阴病，下利，脉微涩，呕而汗出，必数更衣，反少者，当温其上，灸之（注家谓宜灸百会穴）。

【提要】

少阴阳虚，血少下利的特征与治法。

【释义】

少阴下利，脉见微涩，微为阳虚，涩为血少。阳虚而阴邪上逆则呕；阳虚而卫外不固则汗出；阳虚而气下陷，故数更衣；血少则无物可下，故量反少。本证不仅是阳气阴血两虚，而且是既有阳虚气陷，又有阴盛气逆，用温阳有碍于血少，用降逆有碍于下利，用升阳又有碍于呕逆，所以汤剂难施，然而毕竟以阳虚气陷为主，故宜用灸法以温其上，庶可阳升利止，乃是补汤剂之不足的一种权宜方法。

【张锡纯论】

张拱端曰：此节言少阴为阴阳气血所资生，其生由下而上，以结少阴全篇之义。经云少阴为枢，是言少阴之阴阳水火循环相生，以少阴为枢纽也。其阴中潜阳，阳中潜阴，上火下水是其体，水火相衔是其用，于卦为坎离，于人身属先天后天，造化寄在坎离，故又为阴阳所资始，气血所资生，而其资始资生，悉由下而上，犹水气腾而为云，云行雨施，而后品物流行也。仲师以下利反少，为阳复于下，取“灸之，引生气上行”以结全篇之义，此理放之则弥六合，卷之则退藏于密，非常人所易窥测也。

厥阴病

1. 厥阴病提纲及意义

《伤寒论》原文

厥阴之为病，消渴，气上撞心，心中疼热，饥而不欲食，食则吐蛔，下之利不止。

【提要】

厥阴病上热下寒证的提纲。

【释义】

厥阴肝经为风木之脏，内寄相火，木能疏土，参与消化，病入厥阴则木火上炎，疏泄失常，因而发生上热下寒的胃肠证候。一方面木火燔炽，津液被耗，肝胃阴伤，所以消渴，肝气横逆，所以气上撞心；厥阴经脉挟胃贯隔，肝经气火循经上扰，所以心中疼热，嘈杂似饥。另一方面肝木乘脾，脾虚不能运化，所以不欲食，如果肠中素有蛔虫，脾虚肠寒则蛔不安而上泛，进食时可随食气而吐出。若误用下法，必致中气更伤，下寒更甚，从而发生下利不止的变证。此为厥阴病首条，而且上热下寒的证候比较典型，所以一般把它作为厥阴病寒热错杂证的提纲。

【张锡纯论】

传经之次第，由少阴而厥阴。厥阴者，肝也，肝为厥阴之腑，而肝膈之下垂，与包肾之脂膜相连者，即厥阴之经也。为其经与少阴经之脂膜相连，是以由少阴可传于厥阴。

厥者，逆也，又，尽也。少阴自少阳、太阴传来，而复逆行，上传于肝，且经中气化之相传至此，又复阴尽而阳生也，是以名为厥阴也。

《内经》谓：厥阴之上，风气主之，中见少阳。少阳者，肝中所寄之少阳相火也。为肝中寄有相火，因外感之激发而暴动，是以消渴。相火挟肝气上冲，是以觉气上撞心，心中疼且热也。凡人之肝热者，胃中亦恒有热，胃中有热能化食，肝中有热又恒欲呕，是以饥而不欲食。至于肠中，感风木兼少阳之气化，原能生蛔，因病后懒食，肠中空虚，蛔无所养，偶食少许，蛔闻食味则上来，是以吐蛔也。至误下之利不止者，因肝受外感正在不能疏泄之时（经谓肝主疏泄），适有降下之药为向导，遂至为肾过于行气（肝行肾之气）而疏泄不已。

2. 厥阴病乌梅丸证

《伤寒论》原文

伤寒，脉微而厥，至七八日肤冷，其人躁无暂安时者，此为脏厥，非为蛔厥也。蛔厥者，其人当吐蛔。今病者静而复时烦者，此为脏寒，蛔上入其膈，故烦，须臾复止，得食而呕，又烦者，蛔闻食臭出，其人当自吐蛔。蛔厥者，乌梅丸主之，又主久利。

【提要】

辨脏厥与蛔厥，以及蛔厥证的治法。

【释义】

本条重点是讨论蛔厥的证治。首先提出脏厥，目的在于与蛔厥进行鉴别，通过比较，可更加突出蛔厥的特点，极有辨证意义。

脉微而厥，是脏厥与蛔厥都能见到的脉证，至七八日，不但肢厥，发展到周身俱冷，并且躁扰无一刻安宁，乃真阳大虚，脏器垂绝的征象，表明病情继续恶化，预后极其不良，这是脏厥危候。故断言“非蛔厥也”。关于蛔厥的诊断，主要有以下几点：一是四肢虽厥，而周身皮肤不冷；二是有吐蛔史；三是病者时静时烦，得食而呕又烦。这是因为脏寒（实际是肠寒）而蛔不安，向上窜扰，故发烦。蛔虫不扰，则烦止而安静。进食时，蛔因食气又动而窜扰，则呕而又烦，并会吐出蛔虫。这种蛔厥，属于上热下寒的寒热夹杂证，所以治宜乌梅丸。本方又能主治寒热错杂的久利。

【张锡纯论】

锡纯于此引陈修园言以论之：此借少阴之脏厥托出厥阴之蛔厥，是明托法。节末补出“又主久利”四字，言外见本经厥利相因，取乌梅丸为主，分之为蛔厥一证之专方，合之为厥阴各证之总方，以主久利，而托出厥阴之全体，是暗托法。以厥阴证非厥即利，此方不特可以治厥，而并可以治利。凡阴阳不相顺接，厥而下利之证，亦不能舍此而求方。

又，凡厥阴之变证不一，无论见虫不见虫，辨其气化不拘形迹，皆可统以乌梅丸主之。

乌梅丸方

乌梅三百个，细辛六两，干姜十两，黄连一斤，当归四两，附子六两炮、去皮，蜀椒四两炒出汗，人参六两，黄柏六两，桂枝六两。

上十味，异捣筛，合治之，以苦酒渍乌梅一宿，去核，蒸之五升米下，饭熟捣成泥，和药令相得，纳臼中，与蜜，杵二千下，丸如梧桐子大，先食饮服十九，日三服。稍加至二十丸，禁生冷、滑物、臭食等。

陈元犀曰：通篇之眼目，在“此为脏寒”四字。言见证虽有风木为病，相火上攻，而其脏则为寒。何也？厥阴为三阴，阴之尽也，《周易》震卦，一阳居二阴之下，为厥阴本象。病则阳逆于上，阴陷于下，饥不欲食，下之利不止，是下寒之确征也；消渴，气上撞心，心中疼热，吐蛔，是上热之确征也。

方用乌梅，渍以苦酒，顺曲直作酸之本性，逆者顺之，还其所固有，去其所本无，治之所以臻于上理也。桂、椒、辛、附辛温之品，导逆上之火，以还震卦下一画之奇；黄连、黄柏苦寒之品，泻心胸之热，以还震卦上四画之偶。又佐以人参之甘寒，当归之甘温，干姜之辛温，三物合用，能令中焦受气取汁，而乌梅蒸于米下，服丸送以米饮，无非养中焦之法，所谓“厥阴不治，求之阳明”者，此也。此为厥阴证之总方，注家第谓蛔得酸则静，得辛则伏，得苦则下，犹浅乎测乌梅丸也。

按：厥阴一篇，病理深邃，最难疏解，注家以经文中有阴阳之气不相顺接之语，遂以经解经，于四肢之厥逆，即以阴阳之气不相顺接解之，而未有深究其不相顺接之故，何独在厥阴一经者。

盖肝主疏泄，原为风木之脏，于时应春，实为发生之始。肝膈之下垂者，又与气海相连，故能宣通先天之元气，以敷布于周身，而周身之气化，遂无处不流通也。至肝为外感所侵，其疏泄之力顿失，致脏腑中之气化不能传达于外，是以内虽蕴有实热，而四肢反逆冷，此所谓阴阳之气不相顺接也。

至于病多呕吐者，亦因其疏泄之力外无所泻，遂至蓄极而上冲胃口，此多呕吐之所以然也。

又，胃为肝冲激不已，土为木伤，中气易漓，是以间有除中之病。除中者，脾胃之气已伤尽，而危在目前也。

至于下利，亦未必皆因脏寒，其因伏气化热，窜入肝经，遏抑肝气太过，能激动其疏泄之力上冲，亦可激动其疏泄之力下注以成下利，然所利者必觉热而不觉凉也。试举一治验之案以明之。

【张锡纯验案】

辽宁刘允卿，寓居天津河东，年近四旬，于孟秋得吐泻证，六日之间勺饮不存，一昼夜间下利二十余次，病势危急莫支。延为诊治，其脉象微细，重按又似弦长，四肢甚凉，周身肌肤亦近于凉，而心中则甚觉发热，所下利者亦觉发热，断为系厥阴温病，在《伤寒论》中即为厥阴伤寒（《伤寒论》开端处，曾提出温病，后则浑名之为伤寒）。惟其呕吐殊甚，无论何药，入口即吐出，分毫不能下咽，实足令医者束手耳。因问之曰：心中既如此发热，亦想冰吃否？答曰：想甚，但家中人驳阻不令食耳。愚曰：此病已近垂危，再如此吐泻一昼夜，即仙丹不能挽回，惟用冰膏掺生石膏细末服之，可以止吐，吐止后泻亦不难治矣。遂立主买冰搅凌若干，掺生石膏细末两许服之，服后病见愈，可服稀粥少许，下利亦见少。

翌日复为诊视，四肢已不发凉，身亦微温，其脉大于从前，心中犹觉发热，有时仍复呕吐。俾再用生石膏细末一两，掺西瓜中服之，呕吐从此遂愈。

翌日再诊其脉，热犹未清，心中虽不若从前之大热，犹思食凉物，懒于饮食，其下利较前已愈强半。遂为开白虎加人参汤。方中生石膏用二两，野台党参三钱，用生杭白芍六钱以代知母，生山药六钱以代粳米，甘草则多用至四钱，又加滑石六钱。方中如此加减替代者，实欲以之清热，又欲以之止利也。俾煎汤两盅，分两次温饮下，病遂全愈。

此于厥阴温病如此治法，若在冬令，遇厥阴伤寒之有实热者，亦可如此治法。盖厥阴一经，于五行属木，其性原温，而有少阳相火寄生其间，则温而热矣。若再有伏气化热窜入，以激动其相火，原可成极热之病也。夫石膏与冰膏、西瓜并用，似近猛浪，然以愚之目见耳闻，因呕吐不止而废命者多矣，况此证又兼下利乎？此为救人之热肠所迫，于万难挽救之中，而拟此挽救之奇方，实不暇计其方之猛浪也。若无冰膏、西瓜时，或用鲜梨切片，蘸生石膏细末服之，当亦不难下咽而止呕吐也。

3. 厥阴病白虎汤证

《伤寒论》原文

伤寒，脉滑而厥者，里有热也，白虎汤主之。

【提要】

无形热郁致厥的脉象与治法。

【释义】

脉滑而厥者，此属热厥，而非寒厥。因滑为阳脉，主热，热邪郁遏于里，阳气不达四肢，则手足厥逆。阳虚肢厥，脉必微细，今脉滑而不微细，则可肯定不属于阴盛阳虚，而是热盛阳郁。本条只提脉象，乃举脉略证的省文笔法，意在突出里有热的辨证要点，应知除脉滑而厥外，当有胸腹灼热、烦渴、口干、舌燥、小便黄赤等里热证，用白虎汤辛寒清解里热，里热清则阳气通达，而肢厥可愈。

【张锡纯论】

太阳篇白虎汤证，脉浮滑是表里皆有热也。此节之白虎汤证，脉滑而厥，是里有热表有寒也。此所谓热深厥深也。

愚遇此等证，恒先用鲜白茅根半斤切碎，煮四五沸，取汤一大碗，温饮下，厥回身热，然后投以白虎汤，可免病家之疑，病人亦敢放胆服药。若无鲜茅根时，可以药房中干茅根四两代之，若不用茅根时，愚恒治以白虎加人参汤，盖取人参能助人生发之气，以宣通内热外出也。

4. 厥阴病当归四逆汤及加吴茱萸生姜汤证

《伤寒论》原文

手足厥寒，脉细欲绝者，当归四逆汤主之；若其人内有久寒者，宜当归四逆加吴茱萸生姜汤主之。

【提要】

血虚寒凝致厥及血虚寒厥兼里寒的证治。

【释义】

本证手足厥寒，既不同于阳虚阴盛的寒厥，也不同于热邪郁遏的热厥，而是血虚感寒，寒邪凝滞，气血运行不畅，四肢失于温养所致。因血虚寒凝，血脉不畅，故脉细欲绝，此与四逆汤证脉微欲绝有别，故用当归四逆汤养血散寒、温通经脉。

本条叙证简略，临床上由于寒邪凝塞的部位不同，而有不同的见证。若寒邪凝滞于经络者，可有四肢关节疼痛，或身疼腰痛等；若寒邪凝结于胞宫，而致月经不调者，可出现月经愆期而至，经来腹痛，量少色暗等。临床表现虽然各有所别，而血虚寒凝的病机则是一致的，治以当归四逆汤均有一定效果。

营血虚寒的手足厥寒证，如果病人平素胃中有寒，可用当归四逆加吴茱萸生姜汤。

【张锡纯论】

寿甫于此引沈尧封言以论之：叔和释脉法，细极谓之微，即此之脉细欲绝，即与脉微相浑。不知微者，薄也，属阳气虚；细者，小也，属阴血虚。薄者未必小，小者未必薄也。盖荣行脉中，阴血虚则实其中者少，脉故小；卫行脉外，阳气虚则约乎外者怯，脉故薄。况前人用微字，多取薄字意，试问“微云淡河汉”，薄乎？细乎？故少阴论中脉微欲绝，用通脉四逆主治，回阳之剂也；此之脉细欲绝，用当归四逆主治，补血之剂也。两脉阴阳各异，岂堪混释。

当归四逆汤方

当归三两，桂枝去皮三两，芍药三两，细辛三两，大枣二十五枚擘，甘草二两炙，通草二两。

上七味，以水八升，煮取三升，去滓。温服一升，日三服。

当归四逆加吴茱萸生姜汤方

即前方加吴茱萸半升，生姜三两。

以水六升、清酒六升和，煮取五升，去滓。分温五服。

寿甫藉以王和安言再论：厥阴经气来自足少阴经，宣于手太阴经，成循环不息之常度。若以血寒自郁于脏，脉象应有弦凝之征。今脉细欲绝，可知少阴经气来源先虚，及复本经受脏寒之感，则虚寒转甚，细而欲绝也。治以当归四逆汤，意在温肝通郁，而必以桂枝、白芍疏浚经气之源，细辛、通草畅达经气之流，内有凝寒，重加吴萸、生姜，温经通气，仍加入原方以全其用，解此，则治经气之定义可三反矣。

5. 厥阴病白头翁汤证

《伤寒论》原文

热利下重者，白头翁汤主之。

【提要】

厥阴热利的证治。

【释义】

本条“热利”，是指热性痢疾，古称“滞下”，《内经》谓之“肠澼”。下重即腹中急迫而肛部坠重，此为肝热下迫大肠，气滞壅塞，其秽恶之物欲出而不得，是热利的特征，故仅举此一证作为辨证的要点。由于厥阴肝经，湿热郁滞，损伤络脉，除见下利脓血、里急后重等主要症状外，还应有腹痛、发热、口渴、舌红、苔黄等症。本证病位虽在大肠，而病机实与肝经湿热有关，故用白头翁汤治疗。

白头翁汤方

白头翁二两，黄连、黄柏、秦皮各三两。

上四味，以水七升，煮取二升，去滓，温服一升。不愈，更服一升。

【张锡纯论】

锡纯引陈古愚言以论之：下重者，即《内经》所谓“暴注下迫，皆属于热”之旨也。白头翁临风偏静，特立不挠，用以为君者，欲平走窍之火，必先定摇动之风也。秦皮浸水青蓝色，得厥阴风木之化，故用为臣；以黄连、黄柏为佐使者，其性寒能除热，其味苦又能坚也。总使风木遂其上行之性，则热利下重自除，风火不相煽而燎原，则热渴饮水自止。

《金鉴》注曰：三阴俱有下利证，自利不渴属太阴，自利渴属少阴。惟厥阴下利属寒者，厥而不渴，下利清谷；属热者消渴，下利后重，便利脓血。此热利下重，乃郁热奔逼广肠、魄门，重滞难出。初痢用此法以寒治热，久痢则宜用乌梅丸，随所利而从治之，调其气使之平也。

按：白头翁一名独摇草，后世本草谓其无风自摇，有风反安然不动。愚初其疑之，草木之中，何曾见有有风不动，无风反自摇者乎？乃后登本邑古城址墓，见其背阴多长白头翁，细察其状，乃恍悟其亦名独摇草之所以然也。盖此物茎粗如箸，而高不盈尺，其茎四面生叶与艾叶相似，而其蒂则细而且软，微有风吹，他草未动而其叶已动，此其无风自摇也；若有大风，其茎因粗而且短，是以不动，而其叶因蒂细软，顺风溜于一边，无自反之力，亦似不动，此所谓有风不动也。事非亲见，又安知本草之误哉。

盖此物生冈阜之阴而性凉，原禀有阴性，而感初春少阳之气即突然发生，正与肝为厥阴，而具有升发之气者同也。为其与肝为同气，故能升达肝气，清散肝火，不使肝气挟热下迫以成下重也。且其头生白茸，叶上亦微有白毛，原兼禀西方之金气？故又善镇肝而不使肝木过于横恣也。至于又加连、柏、秦皮为之佐使，陈氏论中已详言其义，无庸愚之赘语也。

又按： 白头翁汤所主之热利下重，当自少阴传来，不然则为伏气化热窜入厥阴，其证虽热，而仍非外感大实之热，故白头翁汤可以胜任。乃有病在阳明之时，其病一半入腑，一半由经而传于少阳，即由少阳入厥阴而为腑脏之相传。则在厥阴者既可成厥阴热利之下重，而阳明腑中稽留之热，更与之相助而为虐，此非但用白头翁汤所能胜任矣。愚遇此等证，恒将白头翁、秦皮加于白虎加人参汤中，则莫不随手奏效也。

【张锡纯验案】

曾治一中年妇人，于孟春感冒风寒，四五日间延为诊治。其左脉弦而有力，右脉洪而有力，舌苔白而微黄，心中热而且渴，下利脓血相杂，里急后重，一昼夜二十余次。

即其左右之脉象论之，断为阳明厥阴合并病。有一医者在座，疑而问曰：凡病涉厥阴，手足多厥逆，此证则手足甚温何也？答曰：此其所以与阳明并病也，阳明主肌肉，阳明腑中有热，是以周身皆热，而四肢之厥逆自不能于周身皆热时外现也。况厥阴之病，即非杂以阳明，亦未必四肢皆厥逆乎！医者深韪愚言，与病家皆求速为疏方，遂为立方如下：

生石膏捣细三两，生杭白芍八钱，生怀山药八钱，野台党参四钱，白头翁八钱，秦皮六钱，天花粉八钱，甘草三钱。

上药八味，共煎三盅，分三次温饮下。

方中之义，是合白虎加人参汤与白头翁汤为一方，而又因证加他药也。白虎汤中无知母者，方中芍药可代知母也。盖芍药既能若知母之退热滋阴，而又善治下痢者之后重也。无粳米者，方中生山药可代粳米也，盖山药汁浆浓郁，既可代粳米和胃，而其温补之性，又能助人参固下也。至于白头翁汤中无黄连、黄柏者，因与白虎汤并用，有石膏之寒凉，可省去连、柏也。又外加天花粉者，因其病兼渴，天花粉偕同人参最善生津止渴。

将此药三次服完，诸病皆减三分之二。再诊其脉仍有实热未清。遂于原方中加滑石五钱，利其小便，正所以止其大便。俾仍如从前煎服，于服汤药之外，又用鲜白茅根半斤煎汤当茶，病遂全愈。

不分经

1. 不分经之病烧裩散证、理中丸证、竹叶石膏汤证

《伤寒论》原文

伤寒阴阳易之为病，其人身体重，少气，少腹里急，或引阴中拘挛，热上冲胸，头重不欲举，眼中生花，膝胫拘急者，烧裩散主之。

【提要】

伤寒热病后阴阳易的证治。

【释义】

伤寒热病后，男女同床，女病易男，曰阴易；男病易女，曰阳易。此说无甚根据，临床亦未曾见。肾气伤，体内停湿而身体重、少气；少腹里急可有二因：一者停水，二者瘀血，就本条观之，当为前者，少腹里急而牵引阴中拘挛；肾虚虚热冲于上，而热上冲胸，头重不欲举，眼中生花，膝胫拘急，以烧裩散主之，更近怪诞，应予扬弃。

【张锡纯论】

伤寒病六经分治之外，又有不分经之病，附载于伤寒分经之后者，又宜择其紧要者，详为诠解，而后学治伤寒者，自能应变无穷也。

烧裩散方

妇人中裩近阴处，取烧作灰。

上一味，水服方寸匕，日三服，小便即利，阴头微肿，此为愈矣。妇人病，取男子裩，烧灰服。

张隐庵曰：裩裆，乃阴吹注精之的，盖取彼之余气，却彼之余邪，邪毒原从阴入，复使之从阴以出，故曰小便利、阴头微肿即愈。

王和安曰：人身正阳充满，气血盈溢，对于外邪富有抵抗力，诸邪莫入。交媾时冲任督三脉气血之一部顿虚，则有受邪之余地矣。伤寒新瘥人，病菌在气血者，虽多从表里汗下除去，而潜于骨髓者无由发泄，必俟正气充盈，以白血球捕菌之力，久久搜捕而排泄之，菌邪乃尽。新瘥之人，骨髓中未泄之菌欲泄不能，必乘交媾时以灵能作用，随精发泄。此时乘彼交媾，人三脉顿虚，注射而入，其人虚气被郁，自身重少气。膜中寒燥，自少腹里急，牵引阴筋为之拘挛。脉中郁热积盛上浮，循冲由前上胸，为热上冲胸。循督由后上脑，为头重不举，眼中生花。其循任脉由内上心为烦，上口为疮者较少，以任脉血下行稍资敌御，不如冲督之精血上行之势顺也。但以邪集少腹，郁阻任脉，血不能下行温足，必渐至膝胫拘急。

此时治法，应审三脉，菌集孰多，郁热孰甚，谅以鹿角治督、黄柏治冲、龟板通任，阴挛加荔核、川楝，筋结加羚羊、犀角（现以水牛角代，下同），膝胫拘急、眼中生花加牛膝、杏仁。于清热解郁中，加苁蓉、车前、土茯苓等利窍，引毒从前阴去。此云烧裩散主之，以裩近阴处，常有余精流著，取之以烧灰入药，可引药力直达精所，泄菌出自前阴，犹治血热用尿，可引药力直达血分，引热泄于尿窍也。陈修园谓：治此证以大剂加入烧裩散易效，诚善读圣书也。

按：王氏之论甚精细，其论用药处亦佳，然愚对于此证，又另有作引之药，可与烧裩散并用，其药非他，血余炭是也。盖血余原心血所生，为炭服之能自还原化，此证以之作引，有以心济肾之义也。且其性又善利小便，更可引阴中所受之邪自小便出也。

《伤寒论》原文

大病瘥后，喜唾，久不了了，胸上有寒，当以丸药温之，宜理中丸。

【提要】

瘥后虚寒喜唾的证治。

【释义】

大病已瘥，若见一时性的咳吐痰饮涎沫，多数痰浊不清，肺气不利；若时时吐唾沫痰涎，久久不已，则属肺脾虚寒，而津液不摄。肺居胸中，为贮痰之器；脾主运化，为生痰之源。肺脾虚寒，水津不能温化，凝结而为痰饮涎沫，聚于胸膈，故为“胸上有寒”。因属寒饮为患，所以必见涎唾稀薄、口不渴、喜温畏寒、小便清白等症。治宜理中丸温运肺脾以敛摄津液。

一般认为理中丸（汤）只具温补中焦脾胃的效能，其实不然。从其所用之主要药物人参、干姜来看，不仅能温补足太阴，亦能温补手太阴，肺脾得温，则阳气得伸，津液敷布，胸上之寒自能解除，而喜唾病证亦随之而愈。

所以用丸不用汤者，是因证属虚寒，治疗宜缓不宜急。

理中丸方

人参、甘草炙、白术、干姜各三两。

上四味，捣筛，蜜和为丸，如鸡子黄许大，以沸汤数合和一丸，研碎，温服之，日三夜二服。腹中未热，益至三四丸，然不及汤。

汤法：以四物依两数切，用水八升，煮取三升，去滓。温服一升，日三服。

若脐上筑者，肾气动也，去术加桂四两。吐多者，去术加生姜三两；下多者，还用术。悸者，加茯苓二两。渴欲饮水者，加术，足前成四两半。腹中痛者，加人参，足前成四两半。寒者，加干姜，足前成四两半。腹中满者，去术加附子一枚。

服汤后如食顷，饮热粥一升许，微自温，勿发揭衣被。

【张锡纯论】

此病时服凉药太过，伤其胃中之阳，致胃阳虚损，不能运化脾脏之湿，是以痰饮上溢而喜唾，久不了了也。

故方中用人参以回胃中之阳，其补益之力，且能助胃之瞤动加数，自能运化脾中之湿使之下行。而又辅以白术，能健脾又能渗湿。干姜以能暖胃又能助相火以生土。且又加甘草以调和诸药，使药力之猛者，得甘草之缓而猛力悉化；使药性之热者，得甘草之甘而热力愈长也。至于方后诸多加减，又皆各具精义，随诸证之变化，而遵其加减诸法，用之自能奏效无误也。

《伤寒论》原文

伤寒解后，虚羸少气，气逆欲吐者，竹叶石膏汤主之。

【提要】

伤寒解后，余热不清，气液两伤的证治。

【释义】

伤寒虽同是感受寒邪，但其病变转归，又随人体素质即阳气盛衰的不同而各异。一般地说，阳虚体质者，多损阳而化寒；阳盛体质者，而多伤阴化热。今伤寒病解之后，虽大热已去，但气液受伤，并有余热未尽，致使胃失和降，故其人身体虚弱消瘦，少气不足以息而气逆欲吐。治当清泄余热，益气养阴，用竹叶石膏汤。

竹叶石膏汤方

竹叶二把，石膏一斤，半夏半升洗，麦门冬一升去心，人参三两，甘草二两炙，粳米半升。

上七味，以水一斗，煮取六升，去滓，纳粳米，煮米熟，汤成，去米，温服一升，日三服。

【张锡纯论】

前节是病时过用凉药，伤其阳分；此节是病时不能急用凉药以清外感之热，致耗阴分。且其大热虽退，仍有余热未清，是以虚羸少气，气逆欲吐，此乃阴虚不能敛阳之象，又兼有外感之余热为之助虐也。

故方中用竹叶、石膏以清外感之热，又加人参、麦冬协同石膏以滋阴分之亏。盖石膏与人参并用，原有化合之妙，能于余热未清之际立复真阴也。用半夏者，降逆气以止吐也。用甘草、粳米者，调和胃气以缓石药下侵也。自常情观之，伤寒解后之余热，何必重用石膏，以生地、玄参、天冬、麦冬诸药亦可胜任，然而甘寒留邪，可默酿劳瘵之基础，此又不可不知也。

2. 温病遗方

【张锡纯论】

《伤寒论》中原有温病，浑同于六经分篇之中，均名之为伤寒，未尝明指为温病也。况温病之原因各殊，或为风温，或为湿温，或为伏气成温，或为温热，受病之因既不同，治法即宜随证各异。有谓温病入手经不入足经者，有谓当分上、中、下三焦施治者，皆非确当之论。斟酌再四，惟仍按《伤寒论》六经分治乃为近是。

3. 太阳经

有未觉感冒，身体忽然酸软，懒于动作，头不疼，肌肤不热，似稍畏风，舌似无苔而色白，脉象微浮，至数如常者，此乃受风甚轻，是以受时不觉也，宜用轻清辛凉之剂发之。

处方

薄荷叶三钱，连翘三钱，大葱白三寸。

上药三味，共煎汤七八沸，取清汤一大盅，温服下，周身得汗即愈。

薄荷之成分，含有薄荷脑，辛凉芬芳，最善透窍，内而脏腑，外而皮毛，凡有风邪匿藏，皆能逐之外出，惟其性凉，故于感受温风者最宜。古原名苛，古人少用之，取其苛辣之味以调和菜蔬，是以当汉季时，犹不知以之入药，是以《伤寒论》诸方未有用薄荷者。自后世视之，不知论世知人，转谓仲师方中不用薄荷，是薄荷原非紧要之药。不然则谓薄荷原系辛凉之品，宜于温病而不宜于伤寒者，皆非通论也。惟煮汤服之，宜取其轻清之气，不宜过煎（过煎即不能发汗），是以以之煎汤，只宜七八沸，若与难煎之药同煎，后入可也。

连翘为轻清宣散之品，其发汗之力不及薄荷，然与薄荷同用，能使薄荷发汗之力悠长（曾治一少年受感冒，俾单用连翘一两，煮汤服之，终宵微汗不竭，病遂愈，其发汗之力和缓兼悠长可知）。

葱之形中空，其味微辣、微苦，原微具发表之性，以旋转于营卫之间，故最能助发表之药以调和营卫也。

有受风较重，不但酸软懒动，且觉头疼，周身骨节皆疼，肌肤热，不畏风，心中亦微觉发热，脉象浮数似有力，舌苔白厚，宜于前方中去葱白，加天花粉八钱以清热，加菊花二钱以治头疼，惟煎汤时薄荷宜后入。

有其人预有伏气化热，潜伏未动，后因薄受外感之触动，其伏气陡然勃发，一时表里俱热，其舌苔白厚，中心似干，脉象浮而有洪象，此其病虽连阳明而仍可由太阳汗解也。

处方

生石膏捣细一两，天花粉一两，薄荷叶钱半，连翘钱半。

上药四味，煎汤一大盅，温服得汗即愈，薄荷叶煎时宜后入。

或问：此方重用石膏、花粉，少用薄荷、连翘，以为发表之剂，特恐石膏、花粉监制薄荷、连翘太过，服后不能作汗耳？

答曰：此方虽为发表之剂，实乃调剂阴阳听其自汗，而非强发其汗也。盖此证原为伏气化热，偶为外感触动，遂欲达于表而外出，而重用凉药与之化合，犹如水沃冶红之铁，其蓬勃四达之热气原难遏抑，而复少用薄荷、连翘，为之解其外表之阻隔，则腹中所化之热气，自夺门而出，作汗而解矣。且此等汗，原不可设法为之息止，虽如水流漓而断无亡阴、亡阳之虞，亦断无汗后不解之虞。

此方原与《衷中参西录》寒解汤相似（寒解汤：生石膏一两，知母八钱，连翘、蝉蜕各钱半，今以知母多劣，故易以花粉，为蝉蜕发表之力稍弱，又易以薄荷叶）。二方任用其一，果能证脉无误，服后覆杯之顷，即可全身得汗，间有畏石膏之凉将其药先服一半者，服后亦可得汗，后再服其所余，则分毫无汗矣。因其热已化汗而出，所余之热无多也。即此之前后分服，或出汗或不出汗，可不深悟此药发汗之理乎？况石膏原具有发表之力也。

有其人身体酸懒，且甚觉沉重，头重懒抬，足重懒举，或周身肌肤重按移时，微似有痕，或小便不利，其舌苔白而发腻，微带灰白，其脉浮而濡，至数如常者，此湿温也。其人或久居潮湿之地，脏腑为湿气所侵；或值阴雨连旬，空气之中含水分过度；或因饮食不慎，伤其脾胃，湿郁中焦，又复感受风邪，遂成斯证，宜用药外解其表，内利其湿则病愈矣。

处方

薄荷叶三钱，连翘三钱，小苍术三钱，黄芩三钱，木通二钱。

上药五味，先将后四味水煎十余沸，再入薄荷煎七八沸，取清汤一大盅，温服之。

若小便不利者，于用药之外，用鲜白茅根六两，去皮切碎，水煎四五沸，取其清汤以之当茶，渴则饮之。若其人肌肤发热，心中亦微觉热者，宜去苍术，加滑石八钱。

有温病初得作喘者，其肌肤不恶寒而发热，心中亦微觉发热，脉象浮而长者，此乃肺中先有痰火，又为风邪所袭也。宜用《伤寒论》麻杏甘石汤，而更定其分量之轻重。

更定麻杏甘石汤方

生石膏一两捣细，麻黄一钱，杏仁二钱去皮，甘草钱半。

上四味，共煎汤一大盅（不先煎麻黄吹去浮沫者，因所用只一钱，而又重用生石膏以监制之用），温服。若服后过点半钟，汗不出者，宜服西药阿司匹林一瓦，合中量二分六厘四毫，若不出汗，仍宜再服，以服至出汗为度。盖风邪由皮毛而入，仍使之由皮毛而出也。

有温病旬日不解，其舌苔仍白，脉仍浮者，此邪入太阳之腑也，其小便必发黄。宜于发表清热药中，加清膀胱之药，此分解法也。今拟二方于下，以便用者相热之轻重而自斟酌用之。

处方

滑石一两，连翘三钱，蝉蜕去土、足三钱，地肤子三钱，甘草二钱。

上药五味，共煎一大盅，温服。

又方

生石膏捣细一两，滑石八钱，连翘三钱，蝉蜕去土、足三钱，地肤子三钱，甘草二钱。

上药六味，共煎汤一大盅，温服。

有温病至七八日，六经已周，其脉忽然浮起，至数不数，且有大意者，宜用辛凉之剂助之达表而汗解。

处方

玄参一两，寸麦冬带心五钱，连翘二钱，菊花二钱，蝉蜕去土、足二钱。

上药五味，共煎汤一大盅，温服。用玄参者，恐温病日久伤阴分也。

有温病多日，六经已周，脉象浮数而细，关前之浮尤甚，其头目昏沉，恒作谵语，四肢且有扰动不安之意，此乃外感重还太阳欲作汗也。其所欲汗而不汗者，因阴分太亏，不能上济以应阳也。此证若因脉浮而强发其汗，必凶危立见，宜用大滋真阴之品，连服数剂，俾脉之数者渐缓，脉之细者渐大，迨阴气充长，能上升以应其阳，则汗自出矣。

处方

生地黄一两，生怀山药一两，玄参一两，大甘枸杞一两，生净山茱萸六钱，柏子仁六钱，生枣仁六钱捣碎，甘草三钱。

上药八味，水煎一大碗，候五分钟，调入生鸡子黄二枚，徐徐温饮之，饮完一剂，再煎一剂，使昼夜药力相继不断，三剂之后，当能自汗。若至其时，汗仍不出者，其脉不似从前之数细，可仍煎此药送服西药阿司匹林一瓦，其汗即出矣。

或问：山茱萸原具酸敛之性，先生所定来复汤，尝重用之以治汗出不止，此方原欲病者服之易于出汗，何方中亦用之乎？

答曰：此中理甚精微，当详细言之，山茱萸为养肝息风之要药，此证四肢之骚扰不安，其肝风固已动也，此方中用山茱萸之本意也。若虑用之有妨于出汗，是犹未知山茱萸之性。盖山茱萸之味至酸，原得木气最全，是以酸敛之中，大具条畅之性，《本经》谓其逐寒湿痹是明征也。为其味酸敛也，故遇元气不能固摄者，用之原可止汗；为其性条畅也，遇肝虚不能疏泄者，用之又善出汗，如此以用山茱萸，是皆得之临证实验之余，非但凭诸理想而云然也。若果服药数剂后，其脉渐有起色，四肢不复扰动，即去山茱萸亦无妨，其开始服药时，山茱萸则断不能去也。

有未病之先，心中常常发热，后为外感触发，则其热益甚，五心烦躁，头目昏沉，其舌苔白厚，且生芒刺，其口中似有辣味，其脉浮数有力者，此伏气化热已入心包，而又为外感束其外表，则内蕴之热益甚，是以舌有芒刺且觉发辣也。宜用凉润清散之剂，内清外解，遍体得透汗则愈矣。

处方

鲜地黄一两，玄参一两，天花粉一两，知母五钱，寸麦冬带心五钱，西药阿司匹林两瓦。

上药先煎前五味，取清汤两大盅。先温服一大盅，送服阿司匹林一瓦，若服一次后汗未出，热亦未消者，可再温服一盅，送服阿司匹林一瓦，若汗已出热未尽消者，药汤可如前服法，阿司匹林宜斟酌少服。

附：张锡纯伤寒温病论文

此卷论伤寒、温病、温疹及伤暑、疟疾。伤寒治法以《伤寒论》为主，而于论中紧要之方多所发明。温病则于叶、吴诸家之外另有见解，实由熟读《伤寒论》悟出。暑、疟二证各录一则，亦皆得诸实验。

1. 论伤寒脉紧及用麻黄汤之变通法

《伤寒论》之开卷，谓伤风脉浮，伤寒脉紧。夫脉浮易辨矣，惟脉紧则殊难形容。论者多谓形如转索，而转索之形指下又如何摸寻也。盖此脉但凭空形容，学者卒无由会解，惟讲明其所以紧之理，自能由理想而得紧脉之实际矣。

凡脉之紧者必有力。夫脉之跳动，心脏主之，而其跳动之有力，不但心主之也，诸脏腑有热皆可助脉之跳动有力，营卫中有热亦可助脉之跳动有力。特是脉之有力者，恒若水之有浪，大有起伏之势，而紧脉虽有力，转若无所起伏。诚以严寒束其外表，其收缩之力能逼营卫之热内陷与脉相并，以助其有力；而其收缩之力又能遏抑脉之跳动，使无起伏。是紧脉之真相，原于平行中见其有力也。至于紧脉或左右弹者，亦蓄极而旁溢之象也。

仲师治以麻黄汤，所以解外表所束之寒也。特是用麻黄汤以解其外寒，服后遍体汗出，恶寒既愈，有其病从此遂愈者，间有从此仍不愈，后浸发热而转为阳明证者，其故何也？愚初为人诊病时，亦未解其故。后乃知服麻黄汤汗出后，其营卫内陷之热，若还表随汗消散，则其病即愈。若其热不复还表而内陷益深，其热必将日增，此即太阳转阳明之病也。悟得此理后，再用麻黄汤时，必加知母数钱以解其内陷之热，服后未有不愈者矣。三期五卷伤寒门中载有麻黄加知母汤，方后另有发明，可参观也。上所论者，麻黄汤原宜加知母矣，而间有不宜加者，此又不得不斟酌也。

己巳腊底，曾治天津鼓楼东万德永面庄理事张金铎，年近四旬，先得伤寒证，延医治愈。继出门作事，又冒寒，其表里俱觉寒凉，头疼，气息微喘，身体微形寒战。诊其脉，六部皆无，不禁愕然。问其心中，犹平稳，知犹可治。盖此证属重感，气体虚弱，寒邪侵入甚深，阻其经络之流通，故六脉皆闭也。投以麻黄汤加生黄芪一两，服后周身得汗，其脉即出，病亦遂愈。

又曾治一人，年过三旬，身形素羸弱，又喜吸鸦片。于冬令得伤寒证，因粗通医学，自服麻黄汤，分毫无汗。求为诊视，脉甚微细，无紧象。遂即所用原方，为加生黄芪五钱，服后得汗而愈。

此二证皆用麻黄汤是不宜加知母，宜加黄芪者也。

又尝治一少年，于季冬得伤寒证，其人阴分素亏，脉近六至，且甚弦细，身冷恶寒，舌苔淡白。延医诊视，医者谓脉数而弱，伤寒虽在初得，恐不可用麻黄强发其汗。此时愚应其近邻之聘，因邀愚至其家，与所延之医相商。愚曰："麻黄发汗之力虽猛，然少用则无妨，再辅之补正之品，自能稳妥奏功矣。"遂为疏方：麻黄钱半，桂枝尖一钱，杏仁、甘草各钱半，又为加生怀山药、北沙参各六钱。嘱其煎汤服后，若至两点钟不出汗，宜服西药阿司匹林二分许，以助其出汗。后果如法服之，周身得汗而愈矣。

又曾治邻村李姓少年，得伤寒证。已过旬日，表证未罢，时或恶寒，头犹微疼，舌苔犹白，心中微觉发热，小便色黄，脉象浮弦，重按似有力。此热入太阳之腑（膀胱）也。投以麻黄汤，为加知母八钱，滑石六钱，服后一汗而愈。

按： 此证虽在太阳之表与腑，实已连阳明矣。故方中重用知母以清阳明之热，而仍用麻黄解其表，俾其余热之未尽清者，仍可由汗而消散，此所以一汗而愈也。至于《伤寒论》中载有其病重还太阳者，仍宜以麻黄汤治之，而愚遇此证，若用麻黄汤时亦必重加知母也。

至于麻黄当用之分量，又宜随地点而为之轻重。愚在籍时，用麻黄发表至多不过四钱。后南游至汉皋，用麻黄不过二钱。迨戊午北至奉天，用麻黄发表恒有用至六钱始能出汗者。此宜分其地点之寒热，视其身体之强弱，尤宜论其人或在风尘劳苦，或在屋内营生，随地随人斟酌定其所用之多寡，临证自无差谬也。

2. 论大青龙汤中之麻黄当以薄荷代之

古时药品少，后世药品多。如薄荷之辛凉解肌，原为治外感有热者之要药，而《神农本经》未载，《名医别录》亦未载。是以《伤寒论》诸方原有当用薄荷而仲师不用者，因当时名薄荷为苛，间有取其苛辣之味，少用之以调和食品，犹未尝用之入药也。

曾治邻村武生夏彭龄，年过三旬，冬令感冒风寒，周身恶寒无汗，胸中则甚觉烦躁，原是大青龙汤证，医者误投以麻黄汤，服后汗无分毫而烦躁益甚，几至疯狂，其脉洪滑而浮。投以大青龙汤，以薄荷叶代麻黄，且因曾误服麻黄汤方中原有桂枝，并桂枝亦权为减去。煎服后，覆杯之顷，汗出如洗，病若失。

按：此证当系先有蕴热，因为外寒所束，则蕴热益深，是以烦躁。方中重用石膏以化其蕴热，其热化而欲散，自有外越之机，再用辛凉解肌之薄荷以利导之，是以汗出至易也。若从前未误服麻黄汤者，用此方时不去桂枝亦可，盖大青龙之原方所用桂枝原无多也。

3. 用小青龙汤治外感痰喘之经过及变通之法

伤寒、温病心下蓄有水饮作喘者，后世名之为外感痰喘，此外感中极危险之证也。医者若诊治此等证自逞其私智，无论如何利痰、如何定喘，遇此证之轻者或可幸愈，至遇此证之剧者皆分毫无效。惟投以《伤寒论》小青龙汤则必效。

特是小青龙汤两见于《伤寒论》太阳篇，其所主之证为“表不解，心下有水气，干呕，发热而咳”。其兼证有六，亦皆小青龙汤加减主之，而喘证附于其末。因此，阅者多忽不加察。

又医者治外感之喘，多以麻黄为要药，五味子为忌药，小青龙汤中麻黄、五味并用，喘者转去麻黄加杏仁，而不忌五味之敛住外邪，此尤其心疑之点而不敢轻用。即愚初为人诊病时，亦不知用也。

犹忆岁在乙酉，邻村武生李杏春，年三十余，得外感痰喘证，求为诊治。其人体丰，素有痰饮，偶因感冒风寒，遂致喘促不休，表里俱无大热，而精神不振，略一合目即昏昏如睡，胸膈又似满闷，不能饮食，舌苔白腻，其脉滑而濡，至数如常。投以散风清火利痰之剂，数次无效。继延他医数人诊治，皆无效。迁延日久，势渐危险，复商治于愚。愚谂一老医皮隆伯先生，年近八旬，隐居渤海之滨，为之介绍延至。诊视毕，曰："此易治，小青龙汤证也。"遂开小青龙汤原方：加杏仁三钱，仍用麻黄一钱。一剂喘定。继用苓桂术甘汤加天冬、厚朴，服两剂全愈。

愚从此知小青龙汤之神妙。自咎看书未到，遂广阅《伤寒论》诸家注疏，至喻嘉言《尚论篇》论小青龙汤处，不觉狂喜起舞，因叹曰："使愚早见此名论，何至不知用小青龙汤也。"从此以后，凡遇外感喘证可治以小青龙汤者，莫不投以小青龙汤。而临证细心品验，知外感痰喘之夹热者，其肺必胀，当仿《金匮》用小青龙汤之加石膏，且必重加生石膏方效。

迨至癸巳，李杏春又患外感痰喘，复求愚为诊治，其证脉大略如前，而较前热盛。投以小青龙汤去麻黄，加杏仁三钱，为其有热又加生石膏一两。服后其喘立止。药力歇后而喘仍如故，连服两剂皆然。此时皮姓老医已没，无人可以质正，愚方竭力筹思，将为变通其方，其岳家沧州为送医至，愚即告退。

后经医数人，皆延自远方，服药月余，竟至不起。愚因反复研究：此证非不可治，特用药未能吻合，是以服药终不见效。徐灵胎谓："龙骨之性，敛正气而不敛邪气。"故《伤寒论》方中，仲景于邪气未尽者，亦用之。外感喘证服小青龙汤愈而仍反复者，正气之不敛也。

遂预拟一方：用龙骨、牡蛎（皆不煅）各一两以敛正气，苏子、清半夏各五钱以降气利痰，名之曰从龙汤，谓可用于小青龙汤之后。甫拟成，适有愚外祖家近族舅母刘媪得外感痰喘证，迎为诊治，投以小青龙汤去麻黄，加杏仁，为脉象有热，又加生石膏一两，其喘立愈。翌日，喘又反复，而较前稍轻。又投以原方，其喘止后迟四五点钟，遂将从龙汤煎服一剂，其喘即不反复而脱然全愈矣。因将其方向医界同人述之。

有毛仙阁者，邑中宿医，与愚最相契，闻愚言医学，莫不确信。闻此方后，旋为邑中卢姓延去。其处为疫气传染，患痰喘者四人已死其三，卢叟年过六旬，得病两日，其喘甚剧。仙阁投以小青龙汤去麻黄，加杏仁、生石膏，服后喘定。迨药力歇后，似又欲作喘，急将从龙汤煎服，其病遂愈。

由斯用二方治外感痰喘，诚觉确有把握。而临证品验既久，益知从龙汤方若遇脉虚弱者，宜加净山茱萸、生山药，或更加人参、代赭石；其脉有热者，宜加生石膏、知母；若热而且虚者，更宜将人参、生石膏并加于方中。或于服小青龙汤之先，即将诸药备用，以防服小青龙汤喘止后转现虚脱之象，或汗出不止，或息微欲无，或脉形散乱如水上浮麻，莫辨至数（若此者皆愚临证经验所遇，不早备药恐取药无及）。至于小青龙汤除遵例加杏仁、石膏之外，若人参、山茱萸诸补药之加于从龙汤者，犹不敢加于其中，诚以其时外感未净，里饮未清，不敢参以补药以留邪也。

孰意愚不敢用者，而阅历未深者转敢用之，为治斯证者别开捷径，亦云奇哉。爰详录之于下。

门人高如璧曾治一外感痰喘，其喘剧脉虚，医皆诿为不治。如璧投以小青龙汤，去麻黄，加杏仁，又加生石膏一两，野台党参五钱。一剂而喘定。恐其反复，又继投以从龙汤，亦加人参与生石膏，其病霍然顿愈。

又长男荫潮治邻庄张马村曲姓叟，年六十余，外感痰喘，十余日不能卧。医者投以小青龙汤两剂，病益加剧（脉有热，不敢多加生石膏者，其病必加剧）。荫潮视之，其脉搏一息六至，上焦烦躁舌上白苔满布。每日大便两三次，然非滑泻。审证论脉，似难挽回，而荫潮仍投以小青龙汤，去麻黄，加杏仁，又加野台党参三钱，生龙骨、生牡蛎各五钱，生石膏一两半。一剂病愈强半，又服一剂全愈。

按：前案但加补气之药于小青龙汤中，后案并加敛气之药于小青龙汤中，似近于少年卤莽，而皆能挽回至险之证，亦可为用小青龙汤者多一变通之法矣。特是古今之分量不同，欲将古之分量变为今之分量，诸家之说各异。今将古小青龙汤之分量列于前，今人常用小青龙汤之分量列于后，以便人之采取。

小青龙汤方

麻黄去节三两，芍药三两，五味子半升，干姜三两，甘草炙三两，细辛三两，桂枝去皮三两，半夏半升汤洗。

上八味，以水一斗，先煮麻黄，减二升，去上沫，纳诸药，煮取三升，去滓，温服一升。

若微利者，去麻黄，加荛花如鸡子大，熬令赤色（熬即炒也，今无此药可代以滑石）。若渴者，去半夏，加瓜蒌根三两。若噎者（即呃逆），去麻黄，加附子一枚炮。若小便不利、少腹满，去麻黄，加茯苓四两。喘者，去麻黄，加杏仁半升去皮。

小青龙汤后世所用分量：

麻黄二钱，桂枝尖二钱，清半夏二钱，生杭白芍三钱，甘草钱半，五味子钱半，干姜一钱，细辛一钱。

此后世方书所载小青龙汤分量，而愚略为加减也。喘者原去麻黄，加杏仁。愚于喘证之证脉俱实者，又恒加杏仁三钱，而仍用麻黄一钱，则其效更捷，若证虽实而脉象虚弱者，麻黄即不宜用，或只用五分，再加生山药三钱以佐之亦可。惟方中若加生石膏者，仍可用麻黄一钱，为石膏能监制麻黄也。

《伤寒论》用小青龙汤无加石膏之例。而《金匮》有小青龙加石膏汤，治肺胀，咳而上气，烦躁而喘，脉浮者，心下有水。是以愚治外感痰喘之夹热者，必遵《金匮》之例，酌加生石膏数钱，其热甚者又常用至两余。

《伤寒论》小青龙汤治喘，去麻黄加杏仁者，因喘者多兼元气不能收摄，故不取麻黄之温散，而代以杏仁之苦降。至《金匮》小青龙加石膏汤，有石膏之寒凉镇重，自能监制麻黄，不使过于温散。故虽治喘而肺胀兼烦躁者，不妨仍用麻黄，为不去麻黄，所以不必加杏仁也。惟此汤与越婢加半夏汤，皆主肺胀作喘，而此汤所主之证又兼烦躁，似更热于越婢加半夏汤所主之证。乃越婢加半夏汤中石膏半斤；小青龙汤所加之石膏只二两，且又有桂枝、姜、辛诸药为越婢加半夏汤中所无，平均其药性，虽加石膏二两，仍当以热论，又何以治肺胀烦躁作喘乎？由斯知其石膏之分量必有差误。是以愚用此方时，必使石膏之分量远过于诸药之分量，而后能胜热定喘，有用此汤者尚其深思愚言哉。

外感之证多忌五味子，而兼痰饮喘嗽者尤忌之，以其酸敛之力，能将外感之邪锢闭肺中，而终身成劳嗽也。惟与干姜并用，济之以至辛之味，则分毫无碍。按五行之理，辛能胜酸，《内经》原有明文。若不宜用干姜之热者，亦可代以生姜，《金匮》射干麻黄汤生姜与五味子并用可知也。若恐五味子酸敛过甚，可连核捣烂，取核味之辛以济皮味之酸，更稳妥。

喻嘉言曰："桂枝、麻黄汤无大小，而青龙汤有大小者，以桂枝、麻黄汤之变法多；大青龙汤之变法不过于麻、桂二方内施其化裁，或增或去，或饶或减，其中神化莫可端倪。又立小青龙一法，散邪之功兼乎涤饮，取义山泽小龙养成头角，乘雷雨而翻江搅海，直奔龙门之意，用以代大青龙而擅江河行水之力，立法诚大备也。因经叔和之编次，漫无统纪。昌于分篇之际，特以大青龙为纲，于中麻、桂诸法悉统于青龙项下，拟为龙背、龙腰、龙腹，然后以小青龙尾之。或飞，或潜，可弥、可伏，用大、用小，曲畅无遗，居然仲景通天手眼驭龙心法矣。昔有善画龙者，举笔凝思，而青天忽生风雨。吾不知仲景制方之时，其为龙乎，其为仲景乎，必有倏焉雷雨满盈（大青龙汤），倏焉密云不雨（桂枝二越婢一汤），倏焉波浪奔腾（小青龙汤），倏焉天日开朗（真武汤），以应其生心之化裁者。神哉青龙等方，即拟为九天龙经可也。"

又曰："娄东胡卣臣先生，昌所谓贤士大夫也。夙昔痰饮为恙，夏日地气上升，痰即内动。设有外感，膈间痰即不行，两三日瘥后，当胸尚结小痤。无医不询，无方不考，乃至梦寐恳求大士治疗。因而闻疾思苦，深入三摩地位，荐分治病手眼，今且仁智兼成矣。昌昔谓膀胱之气流行，地气不升，则天气常朗。其偶受外感，则仲景之小青龙汤一方，与大士水月光中大圆镜智无以异也。盖无形之感，夹有形之痰，互为胶漆，其当胸窟宅，适在太阳经位，惟于麻、桂方中倍加五味、半夏以涤饮而收阴；加干姜、细辛以散结而分邪。合而用之，令药力适在痰饮绾结之处，攻击片时，则无形之感从肌肤出，有形之痰从水道出，顷刻分解无余，而膺胸空旷不复丛生小痤矣。若泥麻、桂甘温，减去不用，则不成为龙矣。将恃何物为翻波鼓浪之具乎？"

观喻氏二节之论，实能将小青龙汤之妙用尽行传出。其言词之妙，直胜于生公说法矣。

小青龙汤为治外感痰喘之神方。其人或素有他证，于小青龙汤不宜，而至于必须用小青龙汤时，宜将其方善为变通，与素有之证无妨，始能稳妥奏功。

徐灵胎曰："松江王孝贤夫人，素有血证，时发时止，发则微嗽。又因感冒，变成痰喘，不能着枕，日夜俯几而坐，竟不能支持矣。斯时有常州名医法丹书调治不效，延余至。余曰：'此小青龙汤证也。'法曰：'我固知之，但体弱而素有血证，麻、桂诸药可用乎？'余曰：'急则治标，若更喘数日殆矣。且治其新病，愈后再治其本病可也。'法曰：'诚然，病家焉能知之。如用麻、桂而本病复发，则不咎病本无治，而恨用麻、桂误之矣。我乃行道人，不能任其咎。君不以医名，我不与闻，君独任之可也。'余曰：'然，服之有害我自当之。但求先生不阻之耳。'遂与服。饮毕而气平，终夕安然。后以消痰润肺养阴开胃之方调之，体乃复旧。"

按：血证虽并忌麻、桂，然所甚忌者桂枝，而不甚忌麻黄，且有风热者误用桂枝则吐衄，徐氏曾于批叶天士医案中谆谆言之。其对于素有血证者投以小青龙汤，必然有所加。特其《洄溪医案》凡于用药之处皆浑括言之，略举大意，用古方纵有加减，而亦略而不言也。至愚若遇此证用小青龙汤时，则必去桂枝，留麻黄，加龙骨、牡蛎（皆生用）各数钱，其有热者加知母，热甚者加生石膏。则证之陈新皆顾，投之必效，而非孤注之一掷矣。

小青龙汤虽善治外感作喘，而愚治外感作喘亦非概用小青龙汤也。今即愚所经验者，缕析条分，胪列于下，以备治外感作喘者之采用。

一、气逆迫促，喘且呻，或兼肩息者，宜小青龙汤减麻黄之半，加杏仁。热者加生石膏。

二、喘状如前，而脉象无力者，宜小青龙汤去麻黄，加杏仁，再加人参、生石膏。若其脉虚而兼数者，宜再加知母。

三、喘不至呻，亦不肩息，惟吸难呼易，苦上气，其脉虚而无力或兼数者，宜拙拟滋阴清燥汤（方载三期第五卷）。

四、喘不甚剧，呼吸无声，其脉实而至数不数者，宜小青龙汤原方加生石膏。若脉数者，宜减麻黄之半，加生石膏、知母。

五、喘不甚剧，脉洪滑而浮，舌苔白厚，胸中烦热者，宜拙拟寒解汤（方载三期第五卷）。服后自然汗出，其喘即愈。

六、喘不甚剧，脉象滑实，舌苔白厚，或微兼黄者，宜白虎汤少加薄荷叶。

七、喘而发热，脉象洪滑而实，舌苔白或兼黄者，宜白虎汤加瓜蒌仁。

八、喘而发热，其脉象确有实热，至数兼数，重按无力者，宜白虎加人参，再加川贝、苏子。若虚甚者，宜以生山药代粳米。

九、喘而结胸者，宜酌其轻重，用《伤寒论》中诸陷胸汤丸，或拙拟荡胸汤（方载三期第六卷）以开其结，其喘自愈。

十、喘而烦躁，胸中满闷，不至结胸者，宜越婢加半夏汤，再加瓜蒌仁。若在暑热之时，宜以薄荷叶代方中麻黄。

至于麻黄汤证恒兼有微喘者，服麻黄汤原方即愈。业医者大抵皆知，似无庸愚之赘言。然服药后喘虽能愈，不能必其不传阳明。惟于方中加知母数钱，则喘愈而病亦必愈。

平均小青龙汤之药性，当以热论，而外感痰喘之证又有热者十之八九，是以愚用小青龙汤三十余年，未尝一次不加生石膏。即所遇之证分毫不觉热，亦必加生石膏五六钱，使药性之凉热归于平均。若遇证之觉热，或脉象有热者，则必加生石膏两许或一两强。若因其脉虚用人参于汤中者，即其脉分毫无热，亦必加生石膏两许以辅之，始能受人参温补之力。至其证之或兼烦躁，或表里壮热者，又宜加生石膏至两半或至二两，方能有效。

曾有问治外感痰喘于愚者，语以当用小青龙汤及如何加减之法，切嘱其必多加生石膏然后有效。后其人因外感病发，自治不愈，势极危殆，仓惶迎愚。既至，知其自服小青龙汤两剂，每剂加生石膏三钱，服后其喘不止，转加烦躁，惴惴惟恐不愈。乃仍为开小青龙汤，去麻黄，加杏仁，又加生石膏一两。一剂喘止，烦躁亦愈十之八九。又用生龙骨、生牡蛎各一两，苏子、半夏、牛蒡子各三钱，生杭白芍五钱（此方系后定之从龙汤），为其仍有烦躁之意，又加生石膏一两。服后霍然全愈。

此证因不敢重用生石膏，几至病危不起。彼但知用小青龙汤以治外感痰喘，而不重用生石膏以清热者，尚其以兹为鉴哉。

4. 论白虎汤及白虎加人参汤之用法

白虎汤方三见于《伤寒论》。一在太阳篇，治脉浮滑；一在阳明篇，治三阳合病自汗出者；一在厥阴篇，治脉滑而厥，注家于阳明条下谓：苟非自汗，恐表邪抑塞，亦敢卤莽而轻用白虎汤。自此说出，医者遇白虎汤证，恒因其不自汗出即不敢用，此误人不浅也。

盖寒温之证，邪愈深入则愈险。当其由表入里，阳明之腑渐实，急投以大剂白虎汤，皆可保完全无虞。设当用而不用，由胃实以至肠实而必须降下者，已不敢保其完全无虞也。况“自汗出”之文惟阳明篇有之，而太阳篇但言脉浮滑，厥阴篇但言脉滑而厥，皆未言自汗出也。由是知：其脉但见滑象，无论其滑而兼浮、滑而兼厥，皆可投以白虎汤，经义昭然，何医者不知尊经，而拘于注家之谬说也。

特是白虎汤证，太阳、厥阴篇皆言其脉，而阳明篇未尝言其脉象何如。然以太阳篇之浮滑、厥阴篇之滑而厥比例以定其脉，当为洪滑无疑。夫白虎汤证之脉象既不同，至用白虎汤时即不妨因脉象之各异而稍为变通。

是以其脉果为洪滑也，知系阳明腑实，投以大剂白虎汤原方，其病必立愈。其脉为浮滑也，知其病犹连表，于方中加薄荷叶一钱，或加连翘、蝉蜕各一钱，服后须臾，即可由汗解而愈（此理参看三期第五卷寒解汤下其理自明）。其脉为滑而厥也，可用白茅根煮汤以之煎药，服后须臾厥回，其病亦遂愈。此愚生平经验有得，故敢确实言之也。

至白虎加人参汤两见于《伤寒论》。一在太阳上篇，当发汗之后；一在太阳下篇，当吐下之后。其证皆有白虎汤证之实热，而又兼渴，此因汗吐下后伤其阴分也。为其阴分有伤，是以太阳上篇论其脉处，但言洪大，而未言滑。洪大而不滑，其阴分可知也。至太阳下篇，未尝言脉，其脉与上篇同，又可知也。于斯加人参于大队寒润之中，能济肾中真阴上升，协同白虎以化燥热，即以生津止渴，渴解热消，其病自愈矣。

独是白虎加人参汤宜用于汗、吐、下后证兼渴者。亦有非当汗、吐、下后，其证亦非兼渴，而用白虎汤时亦有宜加人参者。其人或年过五旬，或气血素亏，或劳心劳力过度，或阳明腑热虽实而脉象无力，或脉搏过数，或脉虽有力而不数，仍无滑象，又其脉或结代者，用白虎汤时皆宜加人参。至于妇人产后患寒温者，果系阳明胃腑热实，亦可治以白虎汤，无论其脉象何如，用时皆宜加人参。而愚又恒以玄参代知母，生山药代粳米，用之尤为稳妥。诚以产后肾虚，生山药之和胃不让粳米，而汁浆稠黏兼能补肾；玄参之清热不让知母，而滋阴生水亦善补肾也。况石膏、玄参《本经》原谓其可用于产乳之后，至知母则未尝明言，愚是以谨遵《本经》而为之变通。盖胆大心小，医者之责。凡遇险证之犹可挽救者，固宜毅然任之不疑，而又必熟筹完全，不敢轻视人命，为孤注之一掷也。至方中所用之人参，当以山西之野党参为正。药房名为狮头党参，亦名野党参，生苗处状若狮头，皮上皆横纹。吉林亦有此参，形状相似，亦可用。至若高丽参、石柱参（亦名别直参），性皆燥热，不可用于此汤之中。

按：白虎汤、白虎加人参汤皆治阳明胃实之药，大、小承气汤皆治阳明肠实之药。而愚治寒温之证，于阳明肠实大便燥结者，恒投以大剂白虎汤，或白虎加人参汤，往往大便得通而愈，且无下后不解之虞。间有服药之后大便未即通下者，而少投以降下之品，或用玄明粉二三钱和蜜冲服，或用西药旃那叶钱半，开水浸服，其大便即可通下。盖因服白虎汤及服白虎加人参汤后，壮热已消，燥结已润，自易通下也。

5. 论大承气汤厚朴分量似差及变通法

伤寒之证，初得易治，以其在表也。迨由表而里，其传递渐深，即病候浸险。为其险也，所用之方必与病候息息吻合，始能化险为夷，以挽回生命。有如大承气汤一方，《伤寒论》中紧要之方也：阳明热实，大便燥结，及阳明热实，汗多者用之；少阴热实，下利清水，色纯青，心下痛者用之。其方：

大黄四两，厚朴半斤，枳实五枚，芒硝三合。

上四味，以水一斗，先煮厚朴、枳实，取五升，去滓，纳大黄，煮二升，纳芒硝，更上微火煮一两沸，分温再服。

按：此方分两次服，则大黄二两当为今之六钱（古一两为今之三钱），厚朴四两为当今之一两二钱。夫阳明病用此方者，乃急下之以清阳明之燥热也；少阴病用此方者，急下之以存少阴之真阴也。清热存阴，不宜再用燥热之药。明矣。

厚朴虽温而非热，因其有燥性，温燥相合即能化热，方中竟重用之使倍于大黄，混同煎汤，硝、黄亦不觉其凉矣。况厚朴味辛，又具有透表之力，与阳明病汗多者不宜，诚恐汗多耗津，将燥热益甚也。以愚意揣之：厚朴之分量其为传写之误无疑也。且小承气汤，厚朴仅为大黄之半，调胃承气汤，更减去厚朴不用，是知承气之注重药在大黄，不在厚朴。比例以观，益知厚朴之分量有差误也。

再者，大承气汤方载于阳明篇第三十节后。此节之文，原以“阳明病，脉迟”五字开端，所谓脉迟者，言其脉象虽热而至数不加数也（非谓其脉迟于平脉）。此乃病者身体素壮，阴分尤充足之脉。病候至用大承气汤时，果能有如此脉象，投以大承气汤原方，亦可随手奏效。而今之大承气汤证如此脉象者，实不多见也。此乃半关天时、半关人事，实为古今不同之点。即厚朴之分量原本如是，医者亦当随时制宜为之通变化裁，方可为善师仲景之人。

非然者，其脉或不迟而数，但用硝、黄降之，犹恐降后不解，因阴虚不能胜其燥热也，况更重用厚朴，以益其燥热乎！又或其脉纵不数，而热实脉虚，但用硝、黄降之，犹恐降后下脱，因其气分原亏，不堪硝、黄之推荡也，况敢重用厚朴同枳实以破其气乎！

昔叶香岩用药催生，曾加梧桐叶一片作引，有效之者，转为香岩所笑。或问其故。香岩谓："余用梧桐叶一片时，其日为立秋，取梧桐一叶落也。非其时，将用梧桐叶何为？"由斯知名医之治病，莫不因时制宜，原非胶柱鼓瑟也。

是以愚用承气汤时，大黄、芒硝恒皆用至七八钱，厚朴、枳实不过用二钱。或仿调胃承气汤之义，皆减去不用，外加生代赭石细末五六钱，其攻下之力不减大承气原方，而较诸原方用之实为稳妥也。至其脉象数者，及脉象虽热而重按无力者，又恒先投以大剂白虎加人参汤，煎汤一大碗，分数次温饮下，以化胃中燥热，而由胃及肠即可润其燥结，往往有服未终剂，大便即通下者。且下后又无虞其不解，更无虑其下脱也。其间有大便未即通下者，可用玄明粉三钱，或西药硫酸镁四钱，调以蜂蜜，开水冲服；或外治用猪胆汁导法，或用食盐（若用熬火硝所出之盐更佳）融水灌肠，皆可通下。至通下之后，亦无不愈者，《衷中参西录》第六卷所载治愈寒温诸案可考也。

6.《伤寒论》大承气汤病脉迟之研究及脉不迟转数者之变通下法

尝读《伤寒论》大承气汤证，其首句为"阳明病，脉迟"，此见"阳明病，脉迟"，为当下之第一明征也。而愚初度此句之义，以为凡伤寒阳明之当下者，若其脉数，下后恒至不解，此言脉迟，未必迟于常脉，特表明其脉不数，无虑其下后不解耳。迨至阅历既久，乃知阳明病当下之脉原有迟者。然其脉非为迟缓之象，竟若蓄极而通，有迟而突出之象。盖其脉之迟，因肠中有阻塞也，其迟而转能突出者，因阳明火盛，脉原有力，有阻其脉之力而使之迟者，正所以激其脉之力而使有跳跃之势也。如此以解脉迟，则脉迟之当下之理自明也。

然愚临证实验以来，知阳明病既当下，其脉迟者固可下，即其脉不迟而亦不数者亦可下。惟脉数及六至则不可下，即强下之，病必不解，或病更加剧。而愚对于此等证，原有变通之下法，即白虎加人参汤，将石膏不煎入汤中，而以所煎之汤将石膏送服者是也。愚因屡次用此方奏效，遂名之为白虎承气汤，爰详录之于下，以备医界采用：

生石膏八钱捣细，大潞党参三钱，知母八钱，甘草二钱，粳米二钱。

药共五味。将后四味煎汤一盅半，分两次将生石膏细末用温药汤送下。

服初次药后，迟两点钟，若腹中不见行动，再服第二次。若腹中已见行动，再迟点半钟大便已下者，停后服。若仍未下者，再将第二次药服下。至若其脉虽数而洪滑有力者，用此方时亦可不加党参。

愚从前遇寒温证之当下而脉象数者，恒投以大剂白虎汤，或白虎加人参汤，其大便亦可通下。然生石膏必须用至四五两，煎一大碗，分数次温服，大便始可通下。间有服数剂后大便仍不通下者，其人亦恒脉净身凉，少用玄明粉二三钱和蜜冲服，大便即可通下。然终不若白虎承气汤用之较便也。

按：生石膏若服其研细之末，其退热之力一钱可抵煎汤者半两。若以之通其大便，一钱可抵煎汤者一两。是以方中只用生石膏八钱，而又慎重用之。必分两次服下也。

寒温阳明病，其热甚盛者，投以大剂白虎汤，其热稍退，翌日，恒病仍如故。如此反复数次，病家遂疑药不对证，而转延他医，因致病不起者多矣。愚后拟得此方，凡遇投以白虎汤见效旋又反复者，再为治时即用石膏为末送服。其汤剂中用五六两者，送服其末不过一两，至多至两半，其热即可全消失。

7. 论《伤寒论》大柴胡汤原当有大黄无枳实

《伤寒论》大柴胡汤，少阳兼阳明之方也。阳明胃腑有热，少阳之邪又复挟之上升，是以呕不止，心下急，郁郁微烦。欲用小柴胡汤提出少阳之邪，使之透膈上出，恐其补胃助热而减去人参，更加大黄以降其热，步伍分明，出奇制胜，此所以为百战百胜之师也。

乃后世畏大黄之猛，遂易以枳实。迨用其方不效，不得不仍加大黄，而竟忘去枳实，此大柴胡一方，或有大黄或无大黄之所由来也。此何以知之？因此方所主之病宜用大黄，不宜用枳实而知之。

盖方中以柴胡为主药，原欲升提少阳之邪透膈上出，又恐力弱不能直达，故小柴胡汤中以人参助之。今因证兼阳明，故不敢复用人参以助热，而更加大黄以引阳明之热下行，此阳明与少阳并治也。然方名大柴胡，原以治少阳为主。方中既无人参之助，若复大黄、枳实并用，以大施其开破之力，柴胡犹能引邪透膈乎？此大柴胡汤中断无大黄、枳实并用之理也。至此方若不用枳实而大黄犹可用者，因其入血分，不入气分，能降火，不至伤气，故犹不妨柴胡之上升也。

8. 答徐韵英阳旦汤之商榷

阳旦汤即桂枝加桂汤再加附子。诚如君所言者。盖此系他医所治之案，其失处在证原有热，因脚挛误认为寒，竟于桂枝中增桂加附，以致汗出亡阳，遂至厥逆。

仲景因门人之间，重申之而明其所以厥逆之故，实因汗出亡阳。若欲挽回此证使至夜半可愈，宜先急用甘草干姜汤以回其阳；虽因汗多损液以致咽干，且液伤而大便燥结成阳明之谵语，亦不暇顾。迨夜半阳回脚伸，惟胫上微拘急，此非阳之未回，实因液伤不能濡筋也。故继服芍药甘草汤以复其津液，则胫上拘急与咽喉作干皆愈。更用承气汤以通其大便，则谵语亦遂愈也。

所用之药息息与病机相赴，故病虽危险可挽回也。

9. 论少阴伤寒病有寒有热之原因及无论凉热脉皆微细之原因

伤寒以六经分篇，惟少阴之病最难洞悉。因其寒热错杂，注疏家又皆有讲解而莫衷一是。

有谓伤寒直中真阴则为寒证，若自三阳经传来则为热证者，而何以少阴病初得即有宜用黄连阿胶汤及宜用大承气汤者？有谓从足少阴水化则为寒，从手少阴火化则为热者。然少阴之病，病在肾，而非病在心也；且少阴病既分寒热，其脉象当迥有判别，何以无论寒热其脉皆微细也？盖寒气侵入之重者，可直达少阴，而为直中真阴之伤寒，寒气侵入之轻者，不能直达少阴，伏于包肾脂膜之中，暗阻气化之升降，其处气化因阻塞而生热，致所伏之气亦随之化热而窜入少阴，此少阴伤寒初得即发热者也。为其窜入少阴，能遏抑肾气不能上升与心气相济，是以其证虽热，而其脉亦微细无力也。

愚曾拟有坎离互根汤（在后鼠疫门），可用之以代黄连阿胶汤。初服一剂，其脉之微细者即可变为洪实。再服一剂，其脉之洪实者又复归于和平，其病亦遂愈矣。参看鼠疫中用此方之发明，应无不明彻之理矣。

或问:《内经》谓“冬伤于寒，春必温病”，此言伏气可随春阳化热为温病也。然其伏气化热之后，恒窜入少阳阳明诸经，何冬令伏气之化热者独入少阴，以成少阴之伤寒乎?

答曰：善哉问也。此中理之精微，正可为研究医学之资藉也。盖春主升发，冬主闭藏。伏气在春令而化热，可随春气之升发而上升；若在冬令化热，即随冬气之闭藏而下降，为其下降故陷入少阴，而为少阴伤寒也。此时令之证，原恒随时令之气化为转移也。

10.《伤寒论》少阴篇桃花汤是治少阴寒痢非治少阴热痢解

少阴之病，寒者居多，故少阴篇之方亦多用热药。其中桃花汤治少阴病下痢脓血，又治少阴病三四日至四五日，腹痛，小便不利，下脓血者。

按：此二节之文，未尝言寒，亦未尝言热。然桃花汤之药，则纯系热药无疑也。乃释此二节者，疑下利脓血与小便不利必皆属热，遂强解桃花汤中药性，谓：赤石脂性凉，而重用一斤，干姜虽热而只用一两，合用之仍当以凉论者。然试取赤石脂一两六钱，干姜一钱煎服，或凉或热必能自觉，药性岂可重误乎！

有谓此证乃大肠因热腐烂致成溃疡，故下脓血，《本经》谓石脂能消肿去瘀，故重用一斤以治溃疡，复少用干姜之辛烈，以消溃疡中之毒菌。然愚闻之，毒菌生于热者，惟凉药可以消之，黄连、苦参之类是也；生于凉者，惟热药可以消之，干姜、川椒之类是也。桃花汤所主之下脓血果系热毒，何以不用黄连、苦参佐赤石脂，而以干姜佐赤石脂乎？虽干姜只用一两，亦可折为今之三钱，虽分三次服下，而病未愈者约必当日服尽。夫一日之间服干姜三钱，其热力不为小矣，而以施之热痢下脓血者，有不加剧者乎？盖下利脓血，原有寒证，即小便不利，亦有寒者。注疏诸家疑便脓血及小便不利皆为热证之发现，遂不得不于方中药品强为之解，斯非其智有不逮，实因临证未多耳。今特录向所治之验案二则以征之。

奉天陆军连长何阁臣，年三十许，因初夏在郑州驻防多受潮湿，患痢数月不愈。至季秋还奉，病益加剧，多下紫血，杂以脂膜，腹疼下坠。或授以龙眼肉包鸦胆子吞服方，服后下痢与腹疼益剧，来院求为诊治。其脉微弱而沉，左脉几不见。俾用生硫黄细末掺熟面少许为小丸，又重用生山药、熟地黄、龙眼肉煎浓汤送服。连服十余剂，共服生硫黄二两半，其痢始愈。

按：此证脉微弱而沉，少阴之脉也。下紫血脂膜（初下脓血，久则变为紫血脂膜），较下脓血为尤甚矣。因其为日甚久，左脉欲无，寒而且弱，病势极危，非径用桃花汤所能胜任，故师其义而变通之，用生山药、熟地黄、龙眼肉以代赤石脂、粳米，用生硫黄以代干姜。数月沉疴，竟能随手奏效。设此证初起时投以桃花汤，亦必能奏效也。

奉天省公署护兵石玉和，忽然小便不通。入西医院治疗，西医治以引溺管，小便通出。有顷，小便复存蓄若干。西医又纳以橡皮管，使久在其中，有溺即通出。乃初虽稍利，继则小便仍不能出。遂来院求为诊治。其脉弦迟细弱，自言下焦疼甚且凉甚。知其小便因凉而凝滞也。为拟方，用人参、椒目、怀牛膝各五钱，附子、肉桂、当归各三钱，干姜、小茴香、威灵仙、甘草、没药各二钱。连服三剂，腹疼及便闭皆愈。遂停汤药，俾用生硫黄细末钱许，分两次服下，以善其后。

方中之义：人参、灵仙并用，可治气虚小便不利；椒目、桂、附、干姜并用，可治因寒小便不利；又佐以当归、牛膝、茴香、没药、甘草诸药，或润而滑之，或引而下之，或馨香以通窍，或温通以开瘀，或和中以止疼，众药相济为功，所以奏效甚速也。

观此二案，知桃花汤所主之下利脓血、小便不利，皆为寒证，非热证也明矣。

11. 答人问《伤寒论》以六经分篇、未言手经足经，及后世论温病者言“入手经不入足经”且谓“温病不宜发汗”之义

《内经》之论手足各经也，凡言手经，必名之为手某经；至言足经，恒但名为某经，而不明指为足某经。故凡《内经》浑曰某经，而未明言其为手经、足经者，皆足经也。仲师《伤寒论》以六经分篇，其为足经、手经亦皆未明言，而以《内经》之例推之，其确为足经勿庸再议。诚以人之足经长、手经短，足经原可以统贯全身，但言足

经，手经亦即寓其中矣。

至其既以足六经分篇而不明言足六经者，在仲师虽循《内经》定例，而实又别具深心也。夫伤寒之证固属于足经者多，而由足经以及手经者亦时有之。诚以人之手、足十二经，原无处不相贯通，是以六经分篇之中，每篇所列之证皆有连及手经之病。若于分篇之际显以足某经名之，将有时兼有手经之病人亦误认为足经矣。惟浑之曰某经，是原以足经为主，实即容纳手经于足经之中。

此著书者提纲挈领之法，不欲头绪纷繁，令人难于领略也。后世未窥仲师之深意，竟有谓伤寒入足经不入手经者。而麻黄汤中麻黄与杏仁同用，非因其所治之证于手太阴有涉乎？承气汤中大黄与朴硝同用，非因其所治之证于手阳明有涉乎？知此二方，余可类推也。

至谓温病入手经不入足经者，其说尤为不经。何以言之？《伤寒论》第六节曰："太阳病，发热而渴，不恶寒者为温病。"此太阳为手太阳乎？抑为足太阳乎？此固无容置辩者也。盖温病以风温为正，亦以风温为多，故本节继曰"若发汗已，身灼热者，名曰风温"云云。夫温以风成，必足太阳先受之，此一定之理也。

惟患风温之人多系脏腑间先有蕴热，因其冬日薄受外感，未能遽发。所感之邪伏于三焦脂膜之中，随春阳而化热，继又薄受外感，所化之热邪受激动而骤发；初则外表略有拘束，历数小时即表里俱壮热。此近代论温病者多忌用药汗解，而惟投以清解之剂，若银翘散、桑菊饮诸方是也。然此等方在大江以南用之，原多效验，因其地暖气和，人之肌肤松浅，温邪易解散也。而北人之用其方者，恒于温病初得不能解散，致温病传经深入，浸成危险之证。愚目睹心伤，因自拟治温病初得三方：

一为清解汤，方系：薄荷叶三钱，蝉蜕三钱，生石膏六钱，甘草钱半。

一为凉解汤，方系：薄荷叶三钱，蝉蜕二钱，生石膏一两，甘草钱半。

一为寒解汤，方系：生石膏一两，知母三钱，连翘钱半，蝉蜕钱半。

三方皆以汗解为目的，视表邪内热之轻重为分途施治：其表邪重、内热轻者，用第一方；表邪内热平均者，用第二方；表邪轻内热重者，用第三方。方证吻合，服之皆一汗而愈。

后南游至汉皋，用此三方以治温病之初得者，亦莫不随手奏效。由斯知：南方于温病之初得，亦非不可发汗，特视所用发汗之药何如耳。且其方不独治春温有效也。拙著《衷中参西录》初出版于奉天。戊午仲秋奉天温病盛行，统户口全数计之，病者约有三分之一，其病状又皆相似，是温而兼疫矣。有天地新学社友人刘子修者，在奉北开原行医，彼见《衷中参西录》载此三方，遂斟酌用之，救愈之人不胜计，一方惊为神医，为之建立医院于开原车站。由斯知春温、秋温及温而兼疫者，其初得之时皆可汗解也。

至于伏气成温，毫无新受之外感者，似不可发汗矣。然伏气之伏藏皆在三焦脂膜之中，其化热后乘时萌动，若有向外之机，正可因其势而利导之，俾所用之药与内蕴之热化合而为汗（凉润与燥热化合即可作汗），拙拟之三方仍可随证施用也。若其伏气内传阳明之腑而变为大渴大热之证，此宜投以白虎汤或白虎加人参汤，为伤寒、温病之所同，固不独温病至此不宜发汗也。且既为医者，亦皆知此证不可发汗也。然服药后而能自汗者固屡见耳。

至其人因冬不藏精而病温，伏气之邪或乘肾虚下陷而成少阴之证者，其蕴热至深，脉象沉细，当其初得固不可发汗，亦非银翘、桑菊等方清解所能愈也。愚师仲师之意，恒将《伤寒论》中白虎加人参汤与黄连阿胶汤并为一方，为有石膏，可省去芩、连、芍药，而用鲜白茅根汤煎，恒随手奏效。盖此证因下陷之热邪伤其肾阴，致肾气不能上潮于心，其阴阳之气不相接续，是以脉之跳动无力，用阿胶、鸡子黄以滋补肾阴，白虎汤以清肃内热，即用人参以助肾气上升，茅根以透内邪外出，服后则脉之沉细者自变为缓和，复其常度，脉能复常，病已消归无有矣。

夫伤寒、温病西人之所短，实即吾人之所长也。惟即所长者而益加精研，庶于医学沦胥之秋而有立定脚跟之一日。此愚所以不避好辩之名，虽与前哲意见有所龃龉而亦不暇顾也。

12. 温病之治法详于《伤寒论》解

伤寒、温病之治法始异而终同。至其病之所受，则皆在于足经而兼及于手经。乃今之论寒温者，恒谓伤寒入足经不入手经，温病入手经不入足经。夫人之手足十二经原相贯通，谓伤寒入足经不入手经者，固为差谬；至谓温病入手经不入足经者，尤属荒唐。何以言之?《伤寒论》之开始也，其第一节浑言“太阳之为病”，此“太阳”实总括中风、伤寒、温病在内，故其下将太阳病平分为三项。其第二节论太阳中风；第三节论太阳伤寒（四节五节亦论伤寒，当归纳于第三节中）；第六节论太阳温病。故每节之首皆冠以太阳病三字。此太阳为手太阳乎？抑为足太阳乎？此固无容置辩者也。

由斯知：中风、伤寒、温病皆可以伤寒统之（《难经》谓伤寒有五，中风、温病皆在其中），而其病之初得，皆在足太阳经，又可浑以太阳病统之也。盖所谓太阳之为病者，若在中风、伤寒，其头痛、项强、恶寒三证可以并见；若在温病，但微恶寒即可为太阳病（此所谓证不必具，但见一证，即可定为某经病也），然恶寒须臾即变为热耳。

曾治一人，于季春夜眠之时因衾薄冻醒，遂觉周身恶寒，至前午十句钟，表里皆觉大热，脉象浮洪，投以拙拟凉解汤一汗而愈。

又尝治一人，于初夏晨出被雨，遂觉头疼、周身恶寒，至下午一句钟，即变为大热，渴嗜饮水，脉象洪滑。投以拙拟寒解汤，亦一汗而愈。至如此凉药而所以能发汗者，为其内蕴之燥热与凉润之药化合，自然能发汗，又少用达表之品以为之引导，故其得汗甚速，汗后热亦尽消也。

此二则皆温病也，以其初得犹须臾恶寒，故仍可以太阳病统之。即其化热之后病兼阳明，然亦必先入足阳明，迨至由胃及肠，大便燥结，而后传入手阳明，安得谓温病入手经不入足经乎！

由斯知《伤寒论》一书，原以中风、伤寒、温病平分三项，特于太阳首篇详悉言之，以示人以入手之正路。至后论治法之处，则三项中一切诸证皆可浑统于六经，但言某经所现之某种病宜治以某方，不复别其为中风、伤寒、温病，此乃纳繁于简之法，亦即提纲挈领之法也。

所尤当知者，诸节中偶明言中风者，是确指中风而言；若明言为伤寒者，又恒统中风、温病而言。以伤寒二字为三项之总称，其或为中风，或为伤寒，或为温病，恒于论脉之处有所区别也。至于六经分编之中，其方之宜于温病者不胜举，今将其显然可见者，约略陈之于下。

一为麻杏甘石汤。其方原治“汗出而喘，无大热者”。以治温病，不必有汗与喘之兼证也，但其外表未解，内有蕴热者即可用。然用时须斟酌其热之轻重。热之轻者，麻黄宜用钱半，石膏宜用六钱（石膏必须生用，若煅之则闭人血脉，断不可用）；若热之重者，麻黄宜用一钱，石膏宜用一两。至愚用此方时，又恒以薄荷叶代麻黄（薄荷叶代麻黄时其分量宜加倍），服后得微汗，其病即愈。盖薄荷叶原为温病解表最良之药，而当仲师时犹未列于药品，故当日不用也。

一为大青龙汤。《伤寒论》中用大青龙汤者有二节。一为第三十七节，其节明言太阳中风，脉浮紧。夫伤寒论首节论太阳之脉曰浮，原统中风、伤寒而言。至第二节则言脉缓者为中风，是其脉为浮中之缓也，第三节则言脉阴阳俱紧者为伤寒，是其脉为浮中之紧也。今既明言中风，其脉不为浮缓而为浮紧，是中风病中现有伤寒之脉，其所中者当为凛冽之寒风，而于温病无涉也。一为第三十八节。细审本节之文，知其确系温病。何以言之？以脉浮缓，身不疼但重，无少阴证也。盖此节开端虽明言伤寒，仍是以伤寒二字为中风、伤寒、温病之总称。是以伤寒初得脉浮紧，温病初得脉浮缓。伤寒初得身多疼，温病初得身恒不疼而但重（《伤寒论》第六节温病提纲中原明言身重）。伤寒初得恒有少阴证，温病则始终无少阴证（少阴证有寒有热，此指少阴之寒证言，为无少阴寒证，所以敢用大青龙汤，若少阴热证温病中恒有之，正不妨用大青龙汤矣）。此数者皆为温病之明征也。况其病乍有轻时，若在伤寒，必不复重用石膏；惟系温病，则仍可重用石膏如鸡子大，约有今之四两，因温病当以清燥热、救真阴为急务也。至愚用此方时，又恒以连翘代桂枝。虽桂枝、连翘均能逐肌肉之外感，而一则性热，一则性凉。温病宜凉不宜热，故用桂枝不如用连翘。而当日仲师不用者，亦因其未列入药品也（《伤寒论》方中所用之连轺是连翘根，能利水不能发汗）。况大青龙汤中桂枝之分量，仅为麻黄三分之一，仲师原因其性热不欲多用也。

一为小青龙汤。其方外能解表，内能涤饮，以治外感痰喘诚有奇效，中风、伤寒、温病皆可用。然宜酌加生石膏，以调麻、桂、姜、辛之热方效。是以《伤寒论》小青龙汤无加石膏之例，而《金匮》有小青龙加石膏汤，所以补《伤寒论》之未备也。至愚用此汤时，遇夹有实热者，又恒加生石膏至一两强也。

一为小柴胡汤。其方中风、伤寒病皆可用。而温病中小柴胡汤证，多兼呕吐黏涎，此少阳之火与太阴之湿化合而成也（少阳传经之去路为太阴），宜于方中酌加生石膏数钱或两许，以清少阳之火，其黏涎自能化水从小便中出。夫柴胡既能引邪上出，石膏更能逐热下降，如此上下分消，故服药后无事汗解，即霍然全愈也。

以上所述诸方，大抵宜于温病初得者也。至温病传经已深，若清燥热之白虎汤、白虎加人参汤，通肠结之大、小承气汤，开胸结之大、小陷胸汤，治下利之白头翁汤、黄芩汤，治发黄之茵陈、栀子蘗皮等汤，及一切凉润清火育阴安神之剂，皆可用于温病者，又无庸愚之赘语也。

至于伏气之成温者，若《内经》所谓“冬伤于寒，春必病温”“冬不藏精，春必病温”之类，《伤寒论》中非无其证。特其证现于某经，即与某经之本病无所区别。仲师未尝显为指示，在后世原难明辨。且其治法与各经之本病无异，亦无需乎明辨也。惟其病在少阴则辨之甚易。何者？因少阴之病，寒热迥分两途，其寒者为少阴伤寒之本病；其热者大抵为伏气化热之温病也。若谓系伤寒入少阴久而化热，何以少阴病两三日，即用宜用黄连阿胶汤、大承气汤者？盖伏气皆伏于三焦脂膜之中，与手、足诸经皆有贯通之路，其当春阳化热而萌动，恒视脏腑虚弱之处以为趋向，所谓“邪之所凑，其处必虚”也。其人或因冬不藏精，少阴之脏必虚，而伏气之化热者即乘虚而入，遏抑其肾气不能上升与心气相接续，致心脏跳动无力，遂现少阴微细之脉。故其脉愈微细，而所蕴之燥热愈甚。用黄连以清少阴之热，阿胶、鸡子黄以增少阴之液，即以助少阴肾气之上达，俾其阴阳之气相接续，脉象必骤有起色，而内陷之邪热亦随之外透矣。至愚遇此等证时，又恒师仲师之意而为之变通，单用鲜白茅根四两，切碎，慢火煎两三沸，视茅根皆沉水底，其汤即成，去渣，取清汤一大碗，顿服下，其脉之微细者，必遽变为洪大有力之象。再用大剂白虎加人参汤，煎汤三茶杯，分三次温饮下，每服一次调入生鸡子黄一枚，其病必脱然全愈。用古不必泥古，仲师有知亦当不吾嗔也。

按：西人新生理学家谓副肾髓质之分泌素减少，则脉之跳动必无力。所谓副肾髓质者，指两肾之间命门而言也。盖命门为督脉入脊之门，因督脉含有脊髓，故曰副肾髓质。其处为肾系之根蒂，脂膜相连，共为坎卦，原与两肾同为少阴之脏。其中分泌素减少，脉即跳动无力，此即少阴病脉微细之理。

西人又谓鸡子黄中含有副肾碱。副肾碱者，即所谓副肾髓质之分泌素也。此即黄连阿胶汤中用鸡子黄以滋肾之理。且鸡子黄既含有副肾髓质之分泌素，是其性能直接补肾，此又黄连阿胶汤中鸡子黄生用之理。以西人费尽研究工夫所得至精至奥之新生理，竟不能出《伤寒论》之范围，谁谓吾中华医学陈腐哉？

13.《伤寒论》中有治温病初得方用时宜稍变通说
（应汉皋冉雪峰君征稿）

伤寒与温病，始异而终同，故论者谓：《伤寒论》病人阳明以后诸方，皆可用之于温病，而未传阳明以前诸方，实与温病不宜，斯说也，善则善矣。然细阅《伤寒论》诸方，愚又别有会心也。《伤寒论》谓："太阳病，发热而渴，不恶寒者，为温病；若发汗已，身灼热者，名风温；风温之为病，脉阴阳俱浮，自汗出，身重，多眠睡，息必鼾，言语难出。"此仲景论温病之提纲也。乃提纲详矣，而其后未明言治温病之方，后世以为憾事。及反复详细观之，乃知《伤寒论》中原有治温病之方。汇通参观，经义自明。

其第六十一节云："发汗后，不可更行桂枝汤。汗出而喘，无大热者，可与麻杏甘石汤。"夫此节之所谓发汗后，即提纲之所谓若发汗也。此节之所谓喘，即提纲之所谓息必鼾也。由口息而喘者，由鼻息即鼾矣；此节之所谓无大热，即提纲之所谓身灼热也。为其但身灼热，是其热犹在表，心中仍无大热。两两比较，此节原与提纲之文大略相同，而皆为温病无疑也。

其所以汗后不解而有种种诸病者，必其用温热之药强发其汗，以致汗出之后，病转加剧。仲景恐人见其有汗，误认为桂枝汤证，而再投以桂枝汤，故特戒之曰：不可更行桂枝汤，宜治以麻杏甘石汤。则麻杏甘石汤实为温病表证之的方，虽经误治之后，其表证尤在者，仍可用之以解表也。盖古人立言贵简，多有互文以见义者。为此节所言之病状即温病提纲所言之病状，故此节不再申明其为温病。为提纲未言治法，而此节特言明治法，以补提纲所未备。将此二节相并读之，无待诠解自明也。

然此所论者，风温初得之治法（提纲明言风温之为病）。若至冬伤于寒及冬不藏精，至春乃发之温病，或至夏秋乃发之温病，恒有初发之时即于表证无涉者，又不必定用麻杏甘石汤也。

或问：此节经文，注疏家有疑其有差误者，以为既言汗出，何以复用麻黄？既无大热，何以重用石膏？此诚可疑之点，敢以相质。答曰：此方之用麻黄者，原藉以治喘，兼以助石膏之力使达于表也。用石膏者，虽藉以清热，亦以调麻黄之性使不过发也。盖此证之热，在胃者少，在胸者多，胸居上焦，仍为太阳部位，即此证仍属表证。方中麻黄、石膏并用，石膏得麻黄则凉不留中，麻黄得石膏则发有监制。服后药力息息上达，旋转于膺胸之间，将外感邪热徐徐由皮毛透出，而喘与汗遂因之自愈。仲景制方之妙，实具有化机，而又何疑乎！且石膏性微寒，原非大寒，《本经》载有明文。是以白虎汤用之以清阳明之大热，必佐以知母而后能建奇功。为此证无大热，所以不用知母也。况此节之文两见于《伤寒论》，所微异者，一在发汗后，一在下后也。岂一节之文差，而两节之文皆差乎？特是此节经文虽无差误，而愚用麻杏甘石汤时，于麻黄、石膏之分量恒有变通。原方分量，石膏为麻黄之两倍。而愚遇此证热之剧者，必将麻黄减轻，石膏加重，石膏恒为麻黄之十倍；即其热非剧，石膏之分量亦必五倍于麻黄也。

或问：麻杏甘石汤既可为温病表证之的方，何以《衷中参西录》治温病初得诸方，薄荷、连翘、蝉蜕诸药与石膏并用，而不以麻黄与石膏并用乎？答曰：此当论世知人，而后可与论古人之方。仲景用药多遵《本经》，薄荷古原名苛，《本经》不载，《别录》亦不载，当仲景时犹未列于药品可知；蚱蝉虽载于《本经》，然古人只知用蝉，不知用蜕，较之蝉蜕，皮以达皮者，实远不如，故仲景亦不用。至连翘古惟用根，即麻黄连轺赤小豆汤之连轺也。其发表之力，亦不如连翘也。故身发黄病者，仲景用之以宣通内热、利水去湿，非用以发表也。为此三种药当仲景时皆未尝发明，故于温病之初候原宜辛凉解肌者，亦以麻黄发之，且防麻黄之热，而以石膏佐之也。若仲景生当今日，则必不用麻黄而用薄荷、连翘、蝉蜕诸药矣。即初起之证兼喘者，似必赖麻黄之泻肺定喘，而代以薄荷亦可奏效（观小青龙汤证兼喘者，去麻黄加杏仁是治外感之喘不必定用麻黄）。盖此节所言之病状，若在伤寒，原宜麻黄与石膏并用，而在温病，即宜薄荷与石膏并用。若其喘甚轻者，在温病中更宜以牛蒡代杏仁也。

按：麻杏甘石汤，柯韵伯亦谓系治温病之方，而愚作此说时犹未见柯氏之说也。为拙说复于柯氏说外另有发明，故仍录之。

14. 论伤寒、温病神昏谵语之原因及治法

伤寒、温病皆有谵语神昏之证，论者责之阳明胃实。然又当详辨其脉象之虚实，热度之高下，时日之浅深，非可概以阳明胃实论也。

其脉象果洪而有力，按之甚实者，可按阳明胃实治之。盖胃腑之热上蒸，则脑中之元神，心中之识神皆受其累，是以神昏谵语，不省人事，或更大便燥结，不但胃实，且又肠实，阻塞肾气，不能上交于心，则亢阳无制，心神恍惚，亦多谵妄，或精神不支，昏愦似睡。若斯者，可投以大剂白虎汤，遵《伤寒论》一煎三服之法，煎汤三盅，分三次温饮下。其大便燥结之甚者，可酌用大、小承气汤（若大便燥

结不甚者，但投以大剂白虎汤，大便即可通下），其神昏谵语自愈也。

有脉象确有实热，其人神昏谵语，似可用白虎汤矣，而其脉或兼弦、兼数，或重按仍不甚实者，宜治以白虎加人参汤。

曾治一农家童子，劳力过度，因得温病。脉象弦而有力，数近六至。谵语不休，所言皆劳力之事。本拟治以白虎加人参汤，因时当仲夏，且又童年少阳之体，遂先与以白虎汤。服后脉搏力减，而谵语益甚。幸其大便犹未通下，急改用白虎加人参汤，将方中人参加倍，煎汤三茶杯，分三次温饮下，尽剂而愈。

盖脉象弦数，真阴必然亏损，白虎加人参汤能于邪热炽盛之中滋其真阴，即以退其邪热。盖当邪热正炽时，但用玄参、沙参、生地诸药不能滋阴，因其不能胜邪热，阴分即无由滋长也；惟治以白虎加人参汤，则滋阴退热一举两得，且能起下焦真阴与上焦亢甚之阳相济，是以投之有捷效也。

其证若在汗、吐、下后，脉虽洪实，用白虎汤时亦宜加人参。

曾治一县署科长，温病之热传入阳明，脉象洪实有力，谵语昏瞀。投以大剂白虎汤，热退强半，脉力亦减，而其至数转数，一息六至，谵语更甚。细询其病之经过，言数日前因有梅毒服降药两次。遂急改用白虎加人参汤，亦倍用人参（此两案中用白虎加人参汤，皆将人参倍加者，因从前误用白虎汤也，若开首即用白虎加人参汤，则人参无事加倍矣），煎汤三杯，分三次温饮下，亦尽剂而愈。

有伏气为病，因肾虚窜入少阴，遏抑肾气不能上升与心相济，致心脉跳动无力，燥热郁中不能外透，闭目昏昏似睡，间作谵语。此在冬为少阴伤寒之热证，在春为少阴温病。宜治以大剂白虎加人参汤，用鲜白茅根煮水以之煎药，取汤三盅，分数次饮下自愈。

有患寒温者，周身壮热，脉象洪实，神昏不语。迨用凉药清之，热退脉近和平，而仍然神昏或谵语者，必兼有脑髓神经病，当继用治脑髓神经之药。

曾治一学校学生，温病热入阳明，脉象甚实，神昏不语，卧床并不知转侧。用白虎汤清之，服两剂后，热退十之七八，脉象之洪实亦减去强半，自知转侧，而精神仍不明了。当系温病之热上蒸，致其脑膜生炎而累及神经也。遂改用小剂白虎加人参汤，又加羚羊角二钱（另煎兑服），一剂而愈。

又治一幼童，得温病三日，热不甚剧，脉似有力，亦非洪实，而精神竟昏昏似睡，不能言语，此亦温病兼脑膜炎也。因其温病甚轻，俾但用羚羊角钱半煎汤服之，其病霍然顿愈。

盖羚羊角中天生木胎，性善解热而兼有条达上升之性，况其角生于头，原与脑部相连，故善入人之脑中以清热也。

有寒温之病，传经已遍，将欲作汗，其下焦阴分虚损，不能与上焦之阳分相济以化汗，而神昏谵语者。

曾治一壮年，仲夏长途劳役，因受温病，已过旬日，精神昏聩，谵语，不省人事，且两手乱动不休，其脉弦而浮，一息近六至，不任循按，两尺尤甚。投以大滋真阴之品，若玄参、生地黄、生山药、甘枸杞、天门冬之类，共为一大剂煎服，一日连进二剂，当日得汗而愈。有寒温之病服开破降下之药太过，伤其胸中大气，迨其大热已退，而仍然神昏或谵语者。

曾治一壮年得温病，延医服药二十余日，外感之热尽退，精神转益昏沉。及愚视之，周身皆凉，奄奄一息，呼之不应，舌干如错，毫无舌苔，其脉象微弱而迟，不足四至，五六呼吸之顷必长出气一次。

此必因服开降之药太过，伤其胸中大气也。盖胸中大气因受伤下陷，不能达于脑中则神昏；不能上潮于舌本则舌干；其周身皆凉者，大气因受伤不能宣布于营卫也；其五六呼吸之顷必长出气一次者，因大气伤后不能畅舒，故太息以舒其气也。遂用野台党参一两，柴胡一钱，煎汤灌之，连服两剂全愈。

又治一少年，于初春得伤寒，先经他医治愈，后因饮食过度，病又反复。投以白虎汤治愈。隔三日，陡然反复甚剧，精神恍惚，肢体颤动，口中喃喃皆不成语。诊其脉，右部寸关皆无力而关脉尤不任循按。愚曰：此非病又反复，必因前次之过食病复，而此次又戒饮食过度也。饱食即可愈矣。其家人果谓有鉴前失，数日所与饮食甚少，然其精神昏聩若斯，恐其不能饮食。愚曰：果系因饿而成之病，与之食必然能食。仍须撙节与之，多食几次可也。其家人果依愚言，十小时中连与饮食三次，病若失。

盖人胸中大气原藉水谷之气以为培养，病后气虚，又乏水谷之气以培养之，是以胸中大气虚损而现种种病状也。然前案因服开降之药伤其大气，故以补气兼升气之药治之。后案因水谷之气缺乏，虚其大气，故以饮食治之。斯在临证者精心体验，息息与病机相符耳。有温而兼疹，其毒热内攻瞀乱其神明者。

曾治一少年，温病热入阳明，连次用凉药清之，大热已退强半，而心神骚扰不安，合目恒作谵语。其脉有余热，似兼紧象。因其脉象热而兼紧，疑其伏有疹毒未出。遂投以小剂白虎汤，送服羚羊角细末一钱，西药阿司匹林二分，表出瘀粒满身而愈。

又治一幼女患温疹，其疹出次日即靥，精神昏昏似睡，时有惊悸，脉象数而有力。投以白虎汤加羚羊角钱半（另煎兑服），用鲜芦根三两煮水以之煎药，取汤两茶盅，分三次温饮下，其疹得出，病亦遂愈。

有其人素多痰饮，其寒温之热炽盛，与痰饮互相胶漆以乱其神明者。《药物学・瓜蒌解》下附有治验之案可参观。

曾治一童子，得温病三四日，忽觉痰涎结胸，其剧时痰涎上壅，即昏不知人，脉象滑而有力。遂单用新炒瓜蒌仁四两，捣碎，煎汤一大茶盅，服之顿愈。

又治一童子，证脉皆如前。用瓜蒌仁三两，苏子五钱，煎汤亦服之顿愈。

有温疫传染之邪由口鼻传入，自肺传心，其人恒无故自笑，精神恍惚，言语错乱，妄言妄见者。

曾治一媪患此证，脉象有力，关前摇摇而动。投以拙拟护心至宝丹（方载三期七卷，系生石膏一两、潞党参、犀角、羚羊角各二钱，朱砂三分，东牛黄一分，将前四味煎汤送服后两味），一剂而愈。

以上所谓寒温诸证，其精神昏聩谵语之原因及治法大略已备。至于变通化裁，相机制宜，又在临证者之精心研究也。

15. 伤寒、风温始终皆宜汗解说

伤寒初得，宜用热药发其汗，麻黄、桂枝诸汤是也；风温初得宜用凉药发其汗，薄荷、连翘、蝉蜕诸药是也。

至传经已深，阳明热实，无论伤寒、风温，皆宜治以白虎汤。而愚用白虎汤时，恒加薄荷少许或连翘、蝉蜕少许，往往服后即可得汗。即但用白虎汤，亦恒有服后即汗者。因方中石膏原有解肌发表之力（因含有硫氧氢原质），故其方不但治阳明腑病，兼能治阳明经病，况又少加辛凉之品引之，以由经达表，其得汗自易易也。

曾治邻村夏姓，年三十余，于冬令感冒风寒，周身恶寒无汗，胸间烦躁。原是大青龙汤证。医者投以麻黄汤，服后分毫无汗，而烦躁益甚，几至疯狂。其脉洪滑异常，两寸皆浮，而右寸尤甚。投以拙拟寒解汤（方载三期五卷），覆杯之倾，汗出如洗而愈。

又治邑北境常庄于姓，年四旬，为风寒所束不得汗，胸间烦热，又兼喘促。医者治以苏子降气汤兼散风清火之品，数剂，病益进。诊其脉，洪滑而浮。投以寒解汤，须臾上半身即汗，又须臾觉药力下行，其下焦及腿亦皆出汗，病若失。

又治邑中故县李姓少年，得温病，延医治不效，迁延旬余。诊其脉，洪而实，仍兼浮象。问其头疼乎？曰：然。渴欲饮凉水乎？曰：有时亦饮凉水，然不至燥渴耳。知其为日虽多，阳明之热犹未甚实，表证尤未屡罢也。投以寒解汤，病人畏服药，先饮一半，即汗出而愈。仍俾服余一半以清未净之热。然其大热已消，再服时亦不出汗矣。

又治一妊妇，伤寒三日，脉洪滑异常，右脉关前兼浮，舌苔白厚，精神昏聩，间作谵语。为开寒解汤方。有一医者在座，问方中之意何居？答曰："欲汗解耳。"问此方能得汗乎？曰："此方用于此等证脉，必能得汗。若泛作汗解之药服之，不能汗也。"饮下须臾汗出而愈。医者讶为奇异。愚因晓之曰："此方在拙著（《衷中参西录》）中，原治寒温证周身壮热，心中热而且渴，舌苔白而欲黄，其脉洪滑或兼浮，或头犹觉疼，或周身犹有拘束之意者。果如方下所注证脉，服之覆杯可汗，勿庸虑其不效也。

盖脉象洪滑，阳明腑热已实，原是白虎汤证。至洪滑兼浮，舌苔犹白，是仍有些些表证未罢。故方中重用石膏、知母以清胃腑之热，复少用连翘、蝉蜕之善达表者，引胃中化而欲散之热仍还于表，作汗而解。斯乃调剂阴阳，听其自汗，非强发其汗也。”医者闻之甚悦服。至其人气体弱者，可用补气之药助之出汗。

曾治本村刘叟，年七旬，素有劳疾，薄受外感，即发喘逆。投以小青龙汤去麻黄加杏仁、生石膏辄愈。上元节后，因外感甚重，旧病复发。五六日间，热入阳明之腑，脉象弦长浮数，按之有力，却无洪滑之象（此外感兼内伤之脉）。投以寒解汤加潞党参三钱，一剂汗出而喘愈。再诊其脉，余热犹炽。继投以白虎加人参汤，以生山药代粳米，煎一大剂，分三次温饮下，尽剂而愈。

若阴分虚损者，可用滋阴之药助之出汗。

曾治邻村高姓少年，因孟夏长途劳役得温病，医治半月无效。其两目清白，竟无所见，两手循衣摸床，乱动不休，谵语不省人事，其大便从前滑泻，此时虽不滑泻，每日仍溏便一两次，脉象浮数，右寸之浮尤甚，两尺按之即无。因思此证目清白无见者，肾阴将竭也；手循衣摸床者，肝风已动也。病热已危至极点。幸喜脉浮为病有还表之机，右寸浮尤甚，为将汗之势。其所以将汗而不汗者，人身之有汗如天地之有雨，天地阴阳和而后雨，人身亦阴阳和而后汗，此证尺脉甚弱，阳升而阴不应，汗何由作？当用大润之剂峻补真阴，济阴以应其阳，必能自汗。遂用熟地、玄参、生山药、枸杞之类约六七两，煎汤一大碗，徐徐温饮下，一日连进二剂，即日大汗而愈。至其人阳分、阴分俱虚，又宜并补其阴阳以助之出汗。

张景岳曾治一叟得伤寒证，战而不汗。于其翌日发战之时，投以大剂八味地黄汤，须臾战而得汗。继因汗多亡阳，身冷，汗犹不止。仍投以原汤，汗止病亦遂愈。用其药发汗，即用其药止汗，是能运用古方入于化境者也。至少阳证为寒热往来，其证介于表里之间，宜和解不宜发汗矣。然愚对于此证，其热盛于寒者，多因证兼阳明，恒于小柴胡汤中加玄参八钱，以润阳明之燥热。其阳明之燥热化而欲散，自能还于太阳而作汗，少阳之邪亦可随汗而解。其寒盛于热者，或因误服降下药虚其气分，或因其气分本素虚，虽服小柴胡汤不能提其邪透膈上出，又恒于柴胡汤中加薄荷叶二钱，由足少阳引入手少阳，借径于游部（手足少阳合为游部）作汗而解。此即《伤寒论》所谓“柴胡证具，而以他药下之，柴胡证仍在者，复与小柴胡汤，必蒸蒸而振，却发热汗出而解也”。然助以薄荷则出汗较易，即由汗解不必蒸蒸而振，致有战汗之状也。

至于当用承气之证，却非可发汗之证矣。然愚临证经验以来，恒有投以三承气汤，大便犹未降下而即得汗者。盖因胃腑之实热既为承气冲开，其病机自外越也。若降之前未尝得汗，既降之后亦必于饮食之时屡次些些得汗，始能脉净身凉。若降后分毫无汗，其热必不能尽消，又宜投以竹叶石膏汤，或白虎加人参汤，将其余热消解将尽，其人亦必些些汗出也。此所谓伤寒、风温始终皆宜汗解也。

16. 答徐韵英读《伤寒论》质疑四则

古人之书不可不信，又不可尽信。孟子曰：“吾于武成，取二三册而已矣。”夫孟子为周人，武成为其当代之书，而犹云然，况其为上下数千年，中间更历十余代，又几经变乱之余，且成于后世之编辑，如仲景之《伤寒论》者乎。愚不揣固陋，敢将徐君所疑《伤寒论》四则，反复陈之。

第一疑：在太阳下篇第二十节。其节为病在太阳之表，而不知汗解，反用凉水噀之、灌之，其外感之寒已变热者，经内外之凉水排挤，不能出入，郁于肉中而烦热起粟，然其热在肌肉，不在胃腑，故意欲饮水而不渴，治宜文蛤散。夫文蛤散乃蛤粉之未经煅炼者也。服之，其质不化，药力难出。且虽为蛤壳，而实则介虫之甲，其性沉降，达表之力原甚微，藉以消肉上之起粟似难奏功。故继曰："若不瘥者，与五苓散。"其方取其能利湿兼能透表，又能健运脾胃以助利湿透表之原动力，其病当瘥矣。然又可虑者，所灌之凉水过多，与上焦外感之邪互相胶漆而成寒实结胸，则非前二方所能治疗矣。故宜用三物小陷胸汤或白散。夫白散之辛温开通，用于此证当矣。至于三物小陷胸汤，若即系小陷胸汤用于此证，以寒治寒，亦当乎？注家谓此系反治之法。夫反治者，以热治寒，恐其扞格，而少用凉药为引，以为热药之反佐，非纯以凉药治寒也。盖注者震慑于古人之隆名，即遇古书有舛错遗失之处，亦必曲为原护，不知此正所以误古人而更贻误后人也。是以拙著《衷中参西录》，于古方之可确信者，恒为之极力表彰，或更通变化裁，推行尽致，以穷其妙用；于其难确信者，则恒姑为悬疑，以待识者之论断。盖欲为医学力求进化，不得不如斯也。

按：此节中三物小陷胸汤，唐容川疑其另为一方，非即小陷胸汤。然伤寒太阳病实鲜有用水噀、水灌之事，愚疑此节非仲景原文也。

第二疑：在太阳下篇三十二节。其节为："太阳病，医发汗，遂发热恶寒，因复下之，心下痞，表里俱虚，阴阳并竭，无阳则阴独，复加烧针，因胸烦，面色青黄，肤润者，难治，今色微黄，手足温者，易治。”按此节文义，必有讹遗之字。阴阳气并竭句，陈氏释为阴阳气不交，甚当。至“无阳则阴独”句，鄙意以为“独”下当有“结”字。盖言误汗、误下，上焦阳气衰微，不能宣通，故阴气独结于心下而为痞也。夫郭公夏五三豕渡河之类，古经迭见，若必句句按文解释，不亦难乎！

第三疑：在太阳下篇五十四节。其节为伤寒脉浮滑。夫滑则热入里矣。乃滑而兼浮，是其热未尽入里，半在阳明之腑，半在阳明之经也。在经为表，在腑为里，故曰：表有热，里有寒。《内经》谓：“热病者，皆伤寒之类也。”又谓：“人之伤于寒也，则为病热。”此所谓里有寒者，盖谓伤寒之热邪已入里也。陈氏之解原如斯，愚则亦以为然。至他注疏家，有谓此寒热二字宜上下互易，当作“外有寒、里有热”者。然其脉象既现浮滑，其外表断不至恶寒也。有谓此“寒”字当系“痰”之误，因痰寒二音相近，且脉滑亦为有痰之证也。然在寒温，其脉有滑象原主阳明之热已实，且足征病者气血素充，治亦易愈。若因其脉滑而以为有痰，则白虎汤岂为治痰之剂乎？

第四疑：在阳明篇第七十六节。其节为病人无表里证，盖言无头痛项强恶寒之表证，又无腹满便硬之里证也。继谓：发热七八日，虽脉浮数者，可下之，此数语殊令人诧异。夫脉浮宜汗，脉数忌下，人人皆知，况其脉浮数并见而竟下之，其病不愈而脉更加数也必矣。故继言“假令已下，脉数不解”云云。后则因消谷善饥，久不大便而复以抵当汤下之。夫寒温之证，脉数者，必不思饮食，未见有消谷善饥者。且即消谷善饥，不大便，何以见其必有瘀血，而轻投以抵当汤乎？继则又言“若脉数仍不解，而下不止”云云。是因一下再下，而其人已下脱也。夫用药以解其脉数，其脉数未解，而转致其下脱，此其用药诚为节节失宜，而犹可信为仲景之原文乎？试观阳明篇第三十一节，仲景对于下证如何郑重。将两节文对观，则此节为伪作昭然矣。夫古经之中，犹不免伪作（如《尚书之经文》），至方术之书，其有伪作也原无足深讶。所望注疏家审为辨别而批判之，不至贻误于医界，则幸甚矣。

17. 答王景文问《神州医药学报》何以用“真武汤”治其热日夜无休止立效

《伤寒论》真武汤乃仲景救误治之方。其人本少阴烦躁，医者误认为太阳烦躁而投以大青龙汤，清之、散之太过，遂至其人真阳欲脱，而急用真武汤以收回其欲脱之元阳，此真武汤之正用也。

观《神州医药学报》所述之案，原系外感在半表半里，中无大热，故寒热往来，脉象濡缓，而投以湿温之剂，若清之、散之太过，证可变为里寒外热（即真寒假热），其元阳不固较少阴之烦躁益甚，是以其热虽日夜无休止，口唇焦而舌苔黄腻，其脉反细数微浮而濡也。若疑脉数为有热，而数脉与细浮濡三脉并见，实为元阳摇摇欲脱之候，犹火之垂垂欲灭也。急用真武汤以迎回元阳，俾复本位，则内不凉而外不热矣。是投以真武汤原是正治之法，故能立建奇功，此中原无疑义也。特其语气激昂，务令笔锋摇曳生姿，于病情之变更，用药之精义皆未发明，是以阅者未能了然也。

18. 论吴又可达原饮不可以治温病

北方医者治温病，恒用吴又可达原饮，此大谬也。吴氏谓崇祯辛巳，疫气流行，山东、浙江南北两道感者尤多，遂著《温疫论》一书。首载达原饮，为治瘟疫初得之方，原非治温病之方也。疫者，天地戾气，其中含有毒菌，遍境传染若役使然，故名为疫。因疫多病热，故名为瘟疫（病寒者名寒疫），瘟即温也。是以方中以逐不正之气为主。至于温病，乃感时序之温气，或素感外寒伏于膜原，久而化热，乘时发动，其中原无毒菌，不相传染。治之者惟务清解其热，病即可愈。若于此鉴别未精，本系温病而误投以达原饮，其方中槟榔开破之力既能引温气内陷，而厚朴、草果之辛温开散大能耗阴助热，尤非病温者所宜（病温者多阴虚尤忌耗阴之药），虽有知母、芍药、黄芩各一钱，其凉力甚轻，是以用此方治温病者，未有见其能愈者也。且不惟不能愈，更有于初病时服之即陡然变成危险之证者，此非愚之凭空拟议，诚有所见而云然也。

愚初习医时，曾见二媪，年过六旬，因伤心过度，积有劳疾，于仲春得温病。医者投以达原饮，将方中草果改用一钱，谓得汗则愈。乃服后汗未出而病似加重，医者遂将草果加倍，谓服后必然得汗。果服后头面汗出如洗，喘息大作，须臾即脱。或疑此证之偾事，当在服达原饮将草果加重，若按其原方分量，草果只用五分，即连服数剂亦应不至汗脱也。答曰：草果性甚猛烈，即五分亦不为少。愚尝治脾虚泄泻服药不效，因思四神丸治五更泻甚效，中有肉果，本草谓其能健脾涩肠，遂用健补脾胃之药煎汤送服肉果末五分。须臾觉心中不稳，六脉皆无。迟半点钟其脉始见。恍悟：病人身体虚弱，不胜肉果辛散之力也。草果与肉果性原相近，而其辛散之力更烈于肉果，虽方中止用五分，而与槟榔、厚朴并用，其猛烈之力固非小矣。由斯观之，达原饮可轻用哉？

19. 论吴氏《温病条辨》二甲复脉、三甲复脉二汤

《金匮》疟病门有鳖甲煎丸，治疟病以月一日发，当十五日愈，设不愈，当月尽解。如其不瘥，结为癥瘕，名曰疟母，此丸主之。夫鳖甲煎丸既以鳖甲为主药，是其破癥瘕之力多赖鳖甲，则鳖甲具有开破猛烈之性明矣。

愚曾治久疟不愈，单用鳖甲细末四钱，水送服。服后片时，觉心中怔忡殊甚，移时始愈。夫疟当未发之先，其人原似无病，而犹不受鳖甲之开破，况当病剧之候，邪实正虚，几不能支，而犹可漫投以鳖甲，且重用鳖甲乎？

审斯则可进而与论吴氏《温病条辨》中二甲复脉及三甲复脉二汤矣。

吴氏二甲复脉汤所主之证，为热邪深入下焦，脉沉数，舌干齿黑，手指但觉蠕动，急防痉厥，二甲复脉汤主之。其方中重用鳖甲八钱。夫温病之邪下陷，大抵皆体弱之人。为其体弱又经外感之邪热多日铄耗，则损之又损，以致气血两亏，肝风欲动。其治法当用白虎加人参汤，再加生龙骨、生牡蛎各八钱。方中之义：以人参补其虚，白虎汤解其热，龙骨、牡蛎以镇肝息风。此用白虎加人参汤兼取柴胡加龙骨牡蛎汤之义。以熟筹完全，自能随手奏效也。

其三甲复脉汤，于二甲复脉汤中再加龟板一两，所主之证“亦热

邪深入下焦，热深厥甚，脉细促，心中憺憺大动，甚则心中痛者，三甲复脉汤主之”。

按：此证邪益盛，正益虚，肝风已动，乃肝经虚极将脱之候。鳖甲色青入肝，其开破之力注重于肝，尤所当忌。宜治以前方，以生山药八钱代方中粳米（生山药能代粳米和胃，兼能滋真阴固气化），再用所煎药汤送服朱砂细末五分，亦可奏效。

或问：吴氏为近代名医，何以治此二证不能拟方尽善？

答曰：吴氏诚为近代名医，此非虚誉。然十全之医，世所罕觏。吴氏所短者，不善用白虎汤，而多所禁忌。是以书中谓脉浮而弦细者，不可用白虎汤；脉沉者，不可用白虎汤；汗不出者，不可用白虎汤；不渴者，不可用白虎汤。今观其二甲、三甲所主之证，一则脉沉数，一则脉细促，而皆不见有汗，皆未言渴，是皆在其禁用白虎例中，是以对于此二证不用白虎汤加减，而用复脉汤加减也。独不思龟板在《本经》亦主癥瘕，药房又皆用醋炙，其开破之力亦非轻也。

特是吴氏禁用白虎诸条，有可信者，有显与经旨背者，此尤不可不知。吴氏谓脉浮弦而细者禁用白虎，此诚不可用矣。至其谓脉沉者，汗不出者、不渴者皆禁用白虎，则非是。即愚素所经验者言之，其脉沉而有力欤，当系热邪深陷，其气分素有伤损，不能托邪外出。治以白虎加人参汤，补气即以清热，服后其脉之沉者即起，而有力者亦化为和平矣。其脉或沉而微细欤，若确审其蕴有实热，此少阴肾虚，伏气化热乘之，致肾气不能上潮以济心脉之跳动，是以其脉若与证相反，亦可治以白虎加人参汤，用鲜茅根二三两煮水以煎药（若无鲜茅根干茅根亦可用），其性能发伏热外出，更能引药力自下上达，服后则脉之沉者即起，而微细者亦自复其常度矣。其汗不出者，若内蕴有实热，正可助以白虎汤以宣布其热外达，是以恒有病热无汗，服后即汗出而愈者，其有不能服即得汗，而其外达之力，亦能引内蕴之热息息自皮肤透出，使内热暗消于无形。且吴氏原谓白虎汤为达热自表之剂，何以又谓无汗者禁用白虎乎？

再者，白虎汤所主之证，两见于《伤寒论》，一在太阳篇，一在阳明篇。太阳篇提纲中，未言出汗，至阳明篇提纲中始有自汗出之文，由斯知外感之热，深入已实，无论有汗无汗，皆可投之，此为用白虎汤之定法。岂吴氏但记阳明篇用白虎汤之法，而忘太阳篇用白虎汤之法乎？

又《伤寒论》用白虎汤之例，渴者加人参，其不渴而有实热者，单用白虎汤可知矣。吴氏则谓不渴者不用白虎汤，是渴者可但用白虎汤无须加人参也。由斯而论，吴氏不知白虎汤用法，并不知白虎加人参汤用法矣。夫白虎汤与白虎加人参汤，原为治温病最紧要之方，吴氏欲辨明温病治法，而对于此二方竟混淆其用法如此，使欲用二方者至望其所设禁忌而却步，何以挽回温病中危险之证乎？

愚素于吴氏所著医案原多推许，恒于医界力为提倡，以广其传。而兹则直揭其短者，为救人计，不敢为前贤讳过也。

尝考吴氏医案，作于《温病条辨》之后。其作《温病条辨》时，似犹未深知石膏之性，故于白虎汤多所禁忌而不敢轻用，其方中生石膏分量只一两，又必煎汤三杯，分三次饮下。至其医案中所载之案，若中风、痿痹、痰饮、手足拘挛诸证，凡其脉洪实者，莫不重用生石膏，或数两，或至半斤，且恒连服，若此有胆有识，诚能深知石膏之性也。善哉，吴氏之医学可谓与年俱进矣。

20. 论“冬伤于寒，春必温病”及“冬不藏精，春必温病”治法

尝读《内经》有“冬伤于寒，春必温病”之语，此中原有深义，非浅学者所易窥测也。乃笃信西说者，据病菌潜伏各有定期之说，谓病菌传于人身，未有至一月而始发动者，况数月乎。因此一倡百和，遂谓《内经》皆荒渺之谈，分毫不足凭信。不知毒气之传染有菌，而冬令严寒之气，为寒水司天之正气，特其气严寒过甚，或人之居处衣服欠暖，或冒霜雪而出外营生，即不能御此气耳。是以寒气之中人也，其重者即时成病，即冬令之伤寒也。其轻者微受寒侵，不能即病，由皮肤内侵，潜伏于三焦脂膜之中，阻塞气化之升降流通，即能暗生内热，迨至内热积而益深，又兼春回阳生，触发其热，或更薄受外感，以激发其热，是以其热自内暴发而成温病，即后世方书所谓伏气成温也。

至于治之之法，有清一代名医多有谓此证不宜发汗者。然仍宜即脉证之现象而详为区别。若其脉象虽有实热，而仍在浮分，且头疼、舌苔犹白者，仍当投以汗解之剂。然宜以辛凉发汗，若薄荷叶、连翘、蝉蜕诸药，且更以清热之药佐之。若拙拟之清解汤、凉解汤、寒解汤三方，斟酌病之轻重，皆可选用也。此乃先有伏气，又薄受外感之温病也。

若其病初得即表里壮热，脉象洪实，其舌苔或白而欲黄者，宜投以白虎汤，再加宣散之品若连翘、茅根诸药。如此治法，非取汗解，然恒服药后竟自汗而解，即或服药后不见汗，其病亦解。因大队寒凉之品与清轻宣散之品相并，自能排逐内蕴之热，息息自腠理达于皮毛

以透出也（此乃伏气暴发，自内达外之温病，春夏之交多有之）。盖此等证皆以先有伏气，至春深萌动欲发，而又或因暴怒，或因劳心劳力过度，或因作苦于烈日之中，或因酣眠于暖室内，是以一发表里即壮热。治之者，只可宣散清解，而不宜发汗也。此“冬伤于寒，春必温病”之大略治法也。

《内经》又谓：“冬不藏精，春必病温。”此二语不但为西医所指摘，即中医对此节经文亦恒有疑义。谓冬不藏精之人，若因肾虚而寒入肾中，当即成少阴伤寒，为直真阴之剧证，何能迟至春令而始成温病？不知此二句经文原有两解，其所成之温病亦有两种。至其治法又皆与寻常治法不同。今试析言之，并详其治法。

冬不藏精之人，其所患之温病，有因猝然感冒而成者。大凡病温之人，多系内有蕴热，至春阳萌动之时，又薄受外感拘束，其热即陡发而成温。冬不藏精之人，必有阴虚，所生之热积于脏腑，而其为外感所拘束而发动，与内蕴实热者同也。其发动之后，脉象多数，息多微喘，舌上微有白苔，津液短少，后或干黄，或舌苔渐黑，状如斑点（为舌苔甚薄，若有若无，故见舌皮变黑），或频饮水不能解渴，或时入阴分益加潮热。此证初得其舌苔白时，亦可汗解，然须以大滋真阴之药辅之。愚治此证，恒用连翘、薄荷叶各三钱，玄参、生地黄各一两，煎汤服之，得汗即愈。若服药后，汗欲出仍不能出，可用白糖水送服西药阿司匹林二分许，其汗即出。或单将玄参、生地黄煎汤，送服阿司匹林一瓦，亦能得汗。若至热已传里，舌苔欲黄，或至黄而兼黑，脉象数而有力，然按之弦硬，非若阳明有实热者之洪滑，此阴虚热实之象，宜治以白虎加人参汤，更以生地黄代知母，生山药代粳米，煎一大剂，取汤一大碗，分多次温饮下。拙著《衷中参西录》三期六卷载有此方，附载治愈之案若干，可参观也。

又有因伏气所化之热，先伏藏于三焦脂膜之中，迨至感春阳萌动而触发，其发动之后，恒因冬不藏精者其肾脏虚损，伏气乘虚而窜入少阴。其为病状，精神短少，喜偃卧，昏昏似睡，舌皮干，毫无苔，小便短赤，其热郁于中而肌肤却无甚热。其在冬令，为少阴伤寒，即少阴证，初得宜治以黄连阿胶汤者也。在春令，即为少阴温病。而愚治此证，恒用白虎加人参汤，以生地黄代知母，生怀山药代粳米，更先用鲜白茅根三两煎汤以之代水煎药，将药煎一大剂，取汤一大碗，分三次温饮下，每饮一次调入生鸡子黄一枚。初饮一次后，其脉当见大，或变为洪大；饮至三次后，其脉又复和平，而病则愈矣。此即“冬不藏精，春必温病”者之大略治法也。

上所论各种温病治法，原非凭空拟议也。实临证屡用有效，而后敢公诸医界同仁也。

有温病初得即表里大热，宜治以白虎汤或白虎加人参汤者。其证发现恒在长夏，或在秋夏之交。而愚生平所遇此等证，大抵在烈日之中，或田间作苦，或长途劳役，此《伤寒论》所谓暍病也，亦可谓之暑温也。其脉洪滑有力者，宜用白虎汤。若脉虽洪大而按之不实者，宜用白虎加人参汤。又皆宜煎一大剂，分数次温饮下，皆可随手奏效。

21. 论伏气化热未显然成温病者之治法

《内经》谓“冬伤于寒，春必温病”，此言伏气化热成温病也。究之，伏气化热成温病者，大抵因复略有感冒，而后其所化之热可陡然成温，表里俱觉壮热。不然者，虽伏气所化之热深入阳明之腑，而无外感束其表，究不能激发其肌肉之热。是以治之者恒不知其为伏气化热，放胆投以治温病之重剂，是以其热遂永留胃腑致生他病。今试举一案以明之。

天津建设厅科长刘敷陈君，愚在奉时之旧友也。于壬申正月上旬，觉心中时时发热，而周身又甚畏冷。时愚回籍，因延他医诊治。服药二十余剂，病转增剧，二便皆闭。再服他药，亦皆吐出。少进饮食，亦恒吐出。此际愚适来津。诊其脉，弦长有余，然在沉分。知其有伏气化热，其热不能外达于表，是以心中热而外畏冷，此亦热深厥深之象也。俾先用鲜茅根半斤切碎，水煮三四沸，视茅根皆沉水底，其汤即成。取清汤三杯，分三次服，每服一次，将土狗三个捣为末，生代赭石三钱亦为细末，以茅根汤送下。若服过两次未吐，至三次代赭石可以不用。及将药服后，呕吐即止，小便继亦通下。再诊其脉，变为洪长有力，其心中仍觉发热，外表则不畏冷矣。其大便到此已半月未通下。遂俾用大潞党参五钱煎汤，送服生石膏细末一两。翌晨大便下燥粪数枚，黑而且硬。再诊其脉，力稍缓，知心中犹觉发热。又俾用潞党参四钱煎汤，送服生石膏细末八钱。翌晨又下燥粪二十余枚，仍未见溏粪。其心中不甚觉热，脉象仍似有力。又俾用潞党参三钱煎汤，送服生石膏细末六钱。又下燥粪十余枚，后则继为溏粪，病亦从此全愈矣。

盖凡伏气化热窜入胃腑，非重用石膏不解，《伤寒论》白虎汤原为治此证之的方也。然用白虎汤之例：汗、吐、下后皆加人参，以其虚也。而此证病已数旬，且频呕吐，其元气之虚可知，故以人参煎汤送石膏，此亦仿白虎加人参汤之义也。至石膏必为末送服者，以其凉而重坠之性善通大便，且较水煮但饮其清汤者，其退热之力又增数倍也。

是以凡伏气化热，其积久所生之病，有成肺病者，有成喉病者，有生眼疾者，有患齿疼者，有病下痢者，有病腹疼者（即盲肠炎）。其种种病因若皆由于伏气化热，恒有用一切凉药其病皆不能愈，而投以白虎汤或投以白虎加人参汤，再因证加减，辅以各病当用之药，未有不随手奏效者，此治伏气化热之大略也。至于拙著全书中，所载伏气化热之病甚多，其治法亦各稍有不同，皆可参观。

22. 详论猩红热治法

自入夏以来，各处发生猩红热，互相传染。天气炎热而病益加多加剧。治不如法，恒至不救。夫猩红热非他，即痧疹而兼温病也。尝实验痧疹之证，如不兼温病，其将出未出之先，不过微有寒热，或头微疼，或眼胞微肿，或肢体微酸懒，或食欲不振。其疹既出之后，其表里虽俱觉发热，而实无炽盛之剧热。治之者始终投以清表（痧疹始终宜用表药，然宜表以辛凉不宜表以温热）解毒之剂，无不愈者。即或始终不服药，听其自出自靥，在一星期间亦可自愈。此以其恒有疹毒之热，而无温病之热相助为虐，故其病易愈耳。

至于疹而兼温者，则与斯迥异。其初病之时疹犹未出，即表里壮热，因疹毒之热尚未萌芽，而温病之热已炽盛也。治之者宜将薄荷、连翘、蝉蜕诸托表之药，与玄参、沙参、天花粉诸清里之药并用。其连翘可用三钱，薄荷叶、蝉蜕可各用钱半，玄参、沙参、花粉可各用五钱，再少加金银花、甘草解毒。若虑其痧疹不能透达，可用鲜茅根二两（如无可代以鲜芦根）水煮数沸，取清汤数盅，以之代水煎药，煎汤一大盅，温服，其疹必完全透出矣。或以外更用鲜茅根数两煎四五沸以其汤代茶，更佳。

若其痧疹虽皆透发于外，而火犹炽盛，且深入阳明之腑，其舌从前白者至此则渐黄，心中烦热异常，或气粗微喘，鼻翅扇动，或神昏谵语，脑膜生炎，其大便干燥，小便赤涩，此乃阳明胃腑大实之候。而欲治阳明胃腑之实热，《伤寒论》白虎汤原为千古不祧之良方。为其兼有疹毒，可于方中加连翘二钱，羚羊角一钱（另煎兑服，或锉细末送服，无力之家可以金银花二钱代之），再用鲜茅根或鲜芦根煮汤，以之代水煎药。方中若用生石膏二两，可煎汤两盅，分两次温服。若用生石膏三两，可煎汤三盅，分三次温服。一剂热未清者，可服至数剂。以服后热退，大便仍不滑泻为度。

若其胃腑虽有大热，因小便不利而大便滑泻者，白虎汤又不可骤服。宜先用滑石、生怀山药各一两，生杭白芍八钱，连翘、蝉蜕各钱半，甘草三钱（此方即拙拟滋阴宣解汤），煎汤一大盅服之，其滑泻当即止。泻止之后，热犹不退者，宜于初次方中加滑石六钱，服之以退其热，仍宜煎汤数盅，徐徐温服。至于大热已退，疹已见靥，而其余热犹盛者，宜再治以滋阴清热解毒之剂，而仍少加托表之药佐之。方用玄参八钱，沙参、花粉各五钱，连翘、金银花、鲜芦根各三钱，甘草二钱，可连服数剂，其热递减，药剂亦宜随之递减。迨服至其热全消停服。

以上诸方，若遇证兼喉痧者，宜于方中加射干、生蒲黄各三钱。惟治大便滑泻，方中不宜加。可外用硼砂、生寒水石各二钱，冰片、薄荷冰各一分，共研细吹喉中。

按： 猩红热本非危险之证，而所以多危险者，以其证现白虎汤证时，医者不敢放胆用白虎汤治之也。至愚治此证时，不但胃腑大实之候可放胆投以大剂白虎汤，即当其疹初见点，其人表里壮热，脉象浮洪，但问其大便实者，恒用生石膏一两或两半煎汤，送西药阿司匹林二分，周身得微汗，其疹全发出而热亦退矣。

曾治一六七岁幼女，病温半月不愈。其脉象数而有力，肌肤热而干涩，其心甚烦躁，辗转床上不能安卧。疑其病久阴亏，不堪外感之灼热，或其瘀疹之毒伏藏未能透出，是以其病之现状若斯。问其大便，三日未行。投以大剂白虎加人参汤，以生山药代粳米，又为加连翘二钱，蝉蜕一钱，煎汤两盅，分数次温饮下。连服二剂，大便通下，大热已退，心中仍骚扰不安。再诊其脉，已还浮分。疑其余热可作汗解，遂用阿司匹林一瓦和白糖冲水服之，周身得微汗，透出白瘀若干，病遂愈。

由斯知阿司匹林原可为诱发瘀疹之无上妙药。而石膏质重气轻原亦具透表之性，又伍以最善发表之阿司匹林，其凉散之力尽透于外，化作汗液而不复留中（石膏煮水毫无汁浆是以不复留中），是以胃腑之热未实而亦可用也。愚临证五十年，治此证者不知凡几，其始终皆经愚一人治者，约皆能为之治愈也。

愚初来津时，原在陆军为医正，未尝挂牌行医。时有中学教员宋志良君，其两儿女皆患猩红热，延医治疗无效。因其素阅拙著《衷中参西录》，遂造寓恳求为之诊治。即按以上诸法为之次第治愈。其女年方九岁，受病极重，周身肌肤皆红。细审之，为所出之疹密布，不分个数。医者见之，谓凡出疹若斯者，皆在不治之例，志良亦深恐其不治。愚曰："此勿忧，放胆听吾用药，必能挽救，不过所用之白虎汤中分量加重耳。”

方中所用之生石膏自三两渐加至六两（皆一剂分作数次服），始完全将病治愈（凡如此连次重用生石膏者，皆其大便甚实也，若大便不实者，不能如此重用）。

志良喜甚，遂多刷广告数千张，言明其事，以遍布于津沽，且从此授课之余，勤苦习医，今已医术精通，救人伙矣。

按：白虎汤方原以石膏为主药，其原质系硫氧氢钙化合而成，宜生用，最忌煅用。生用之则其硫氧氢之性凉，而能散，以治外感有实热者，直胜金丹。若煅之则其所含之硫氧氢皆飞去，所余之钙经煅即成洋灰（洋灰原料石膏居多），能在水中结合，点豆腐者用之以代卤水。若误服之，能将人之血脉凝结，痰水锢闭。故煅石膏用至七八钱，即足误人性命。

迨至偾事之后，犹不知其误在煅，不在石膏。转以为石膏煅用之其猛烈犹足伤人，而不煅者更可知矣。于斯一倡百和，皆视用石膏为畏途。是以《伤寒论》白虎汤原可为治猩红热有一无二之良方，而医者遇当用之时，竟不敢放胆一用，即或有用者，纵不至误用煅石膏，而终以生石膏之性为大寒，重用不过三四钱，不知石膏性本微寒，明载于《神农本经》，且质又甚重，三四钱不过一小撮耳，以微寒之药欲止用一小撮，以救炽盛之毒热，杯水车薪，用之果何益乎。是以愚十余年来，对于各省医学志报莫不提倡重用生石膏，深戒误用煅石膏。而河北全省虽设有医会，实无志报宣传，纵欲革此积弊，恒苦无所凭藉，殊难徒口为之呼吁。今因论猩红热治法论及石膏，实不觉心长词费也。

或问：诸家本草皆谓石膏煅用之则不寒胃，今谓若用煅石膏至七八钱即足误人性命，是诸家本草之说皆不可信欤？答曰：本草当以《本经》为主，其石膏条下未言煅用。至《名医别录》原附《本经》而行者，于石膏亦未言煅用。至宋时雷氏本草炮制书出，对于各药之制法论之最详，于石膏亦未言煅用。迨有明李氏《纲目》出始载："近人因其性寒，火煅过，用之，不伤脾胃。"夫曰近人不过流俗之传说耳。从此以后之撰本草者，载其语而并将"近人"二字节去，似谓石膏之制法亘古如斯，不复研究其可否。此诚所谓人云亦云，以讹传讹者也。且即用古人成方，原宜恪遵古人规矩，《伤寒论》白虎汤石膏下，只注打碎绵裹，未尝言煅，其径用生者可知。且煅者煮汤，可代卤水点豆腐，是其性与卤水同也。友人桑素村（唐山人）曾言其姊曾饮卤水一两，殉夫尽节，是卤水不可服明矣。岂性同卤水之煅石膏独可服乎？

或问：硫氧之性原热，石膏中既含有硫氧，何以其性转凉乎？答曰：硫氧之性虽热，而参之以氢与氧化合，即为水素。水之性，原凉也。且硫氧相合即为西药硫酸，原与盐酸、硝酸同列于解热药中，既能解热，其性不当以凉论乎！不但此也，又如西药阿司匹林，最能解热者也，其原料为杨柳皮液加硫酸制成也。西药规尼涅，亦解热药也，其原料为鸡纳霜加硫酸制成（名硫酸规尼涅），或加盐酸制成（名盐酸规尼涅）也。又如犀角性凉，为中西所共认，而化学家实验此物之原质，为石灰质少含硫质，既含有硫质，又何以凉乎？而强为之解者，有谓硫氧之性少用则凉，多用则热者；有谓众原质相合可以化热为凉者。究之天之生物，凡具有特异之性者，其功效恒出于原质之外也。此乃物性之良能，关于气化之精微，而不可徒即形迹之粗以推测也。

【附案】

天津许姓学生，年八岁，于庚申仲春出疹，初见点，两日即靥。家人初未介意。迟数日，忽又发热。其父原知医，意其疹毒未透，自用药表之不效。延他医治疗亦无效，偶于其友处见拙著《衷中参西录》，遂延为诊视。

其脉象细数有力，肌肤甚热，问其心中，亦甚热。气息微喘，干咳无痰，其咽喉觉疼，其外咽喉两旁各起疙瘩大如桃核之巨者，抚之则疼，此亦疹毒未透之所致也。且视其舌苔已黄，大便数日未行，知其阳明腑热已实，必须清热与表散之药并用方能有效。

遂为疏方：鲜茅根半斤切碎，生石膏二两捣细，西药阿司匹林一瓦半。先将茅根、石膏水煮四五沸，视茅根皆沉水底，其汤即成。取清汤一大碗，分三次温饮下，每饮一次，送服阿司匹林半瓦。初次饮后，迟两点钟再饮第二次。若初服后即出汗，后二次阿司匹林宜少用。

如法将药服完，翌日视之，上半身微见红点，热退强半，脉亦较前平和，喉疼亦稍轻，其大便仍未通下。遂将原方茅根改用五两，石膏改用两半，阿司匹林改用一瓦，仍将前二味煎汤分三次送服阿司匹林。服后疹出见多，大便通下，表里之热已退十之八九，咽喉之疼又轻，惟外边疙瘩则仍旧。

愚恐其所出之疹仍如从前之靥，急俾每日用鲜茅根四两以之煮汤当茶外，又用金银花六钱，甘草三钱，煎汤一大杯，分三次温服，每次送梅花点舌丹一丸（若在大人可作两次服，每次送服两丸）。如此四日，疙瘩亦消无芥蒂矣。

按：此证脉仅细数有力，原非洪大有力，似石膏可以少用，而方中犹用生石膏二两及两半者，因与若干之茅根同煮，而茅根之渣可以减去石膏之力也。

又按：此证若于方中多用羚羊角数钱，另煎汤兑药中服之，亦可再将疹表出。而其价此时太昂，无力之家实办不到，是以愚拟得茅根、石膏、阿司匹林并用以代之。凡证之宜用羚羊角者，可将此三味为方治之也。且此三味并用，又有胜于但用羚羊角之时也。第二卷羚羊角辨后附有治愈之案可参观。

23. 论天水散（即六一散）治中暑宜于南方，北方用之宜稍变通

河间天水散，为清暑之妙药。究之南方用之最为适宜，若北方用之，原宜稍为变通。盖南方之暑多夹湿，故宜重用滑石，利湿即以泻热。若在北方，病暑者多不夹湿，或更夹有燥气，若亦重用滑石以利其湿，将湿去而燥愈甚，暑热转不易消也。

愚因是拟得一方，用滑石四两，生石膏四两，粉甘草二两，朱砂一两，薄荷冰一钱，共为细末，每服二钱，名之曰加味天水散。以治北方之暑病固效，以治南方之暑病，亦无不效也。

方中之义：用滑石、生石膏以解暑病之热；而石膏解热兼能透表，有薄荷冰以助之，热可自肌肤散出；滑石解热兼能利水，有甘草以和之（生甘草为末服之，最善利水且水利而不伤阴），热可自小便泻出；又恐暑气内侵，心经为热所伤，故仿益元散之义加朱砂（天水散加朱砂名益元散）以凉心血，即以镇安神明，使不至怔忡瞀乱也。

又人受暑热未必即病，亦恒如冬令伏气伏于膜原，至秋深感凉气

激薄而陡然暴发，腹疼作泻，其泻也，暴注下迫，恒一点钟泻十余次，亦有吐泻交作者。其甚者，或两腿转筋。然身不凉，脉不闭，心中惟觉热甚，急欲饮凉食冰者，此仍系暑热为病，实与霍乱不同。丁卯季夏，暑热异常，中秋节后，发现此等证甚多。重用生石膏煎汤送服益元散，其病即愈。腹中疼甚者，可用白芍、甘草（益元散中甘草甚少故加之）与石膏同煎汤，送服益元散。

若泻甚者，可用生山药、甘草与石膏同煎汤，送服益元散，或用拙拟滋阴润燥汤（方在三期五卷，系滑石、生山药各一两，生杭白芍六钱，甘草三钱）加生石膏两余或二两，同煎服，病亦可愈。

其欲食冰者，可即与之以冰，欲饮井泉凉水者，可即与之以井泉水，听其尽量食之、饮之，无碍也。

且凡吐不止者，若欲食冰，听其尽量食之，其吐即可止，腹疼下泻亦可并愈。其间有不并愈者，而其吐既止，亦易用药为之调治也。

24. 论伏暑成疟治法

方书谓冬冷多温病，夏热多疟病。此言冬日过冷，人身有伏寒，至春，随春阳化热，即多成温病；夏日过热，人身有伏暑，至秋为薄寒所激发，即多生疟疾也。

丁卯季夏，暑热异常，京津一带因热而死者甚多，至秋果多疟疾。服西药金鸡纳霜亦可愈，而愈后恒屡次反复。

姻家王姓少年，寄居津门，服金鸡纳霜愈疟三次后，又反复。连服前药数次，竟毫无效验。诊其脉，左右皆弦长有力。夫弦为疟脉，其长而有力者，显系有伏暑之热也。为开白虎汤方，重用生石膏二两，又加柴胡、何首乌各二钱，一剂而疟愈。恐未除根，即原方又服一剂，从此而病不反复矣。

此方用白虎汤以解伏暑，而又加柴胡、何首乌者，凡外感之证其脉有弦象者，必兼有少阳之病，宜用柴胡清之；而外邪久在少阳，其经必虚，又宜用何首乌补之，二药并用，一扶正，一逐邪也。少阳与阳明并治，是以伏暑愈而疟亦随愈也。

后旬日，病者至寓致谢，言从前服西药愈后，仍觉头昏、神瞀、心中烦躁，自服大剂石膏后，顿觉精神清爽，俯仰之间，似别有天地，石膏之功用何其弘哉！

愚曰："石膏为药品中第一良药，真有起死回生之功。然止只宜生用，而不可煅用，余屡次登各处医学志报论之详矣。彼西人谓其不堪列于药品者，原其初次未定之论（近今西人，已知石膏有大用，详于二卷石膏煅用即同卤水说篇）。而崇西法者，至今犹盛传其说，何其大梦犹醒也。"

附录一　古今度量衡对照

我国历代医药书籍中，关于用药计量单位的名称，虽然大体相同，但其具体的轻重、多少，往往随着各个朝代的变迁和制度的改革颇有出入，古制大多小于今制。鉴于读者应用有毒中药时往往会参阅古今文献，在此收录一些有关古今度量衡对照的研究资料，仅供参考（个别折合数字经复算后略有改动）。

（一）古今度量衡对照表（均为十六进位制）

<table>
<tr><th rowspan="2">年代</th><th rowspan="2" colspan="2">朝代</th><th colspan="2">尺度</th><th colspan="2">容量</th><th colspan="3">衡量</th></tr>
<tr><th>一尺合市尺</th><th>一尺合厘米</th><th>一升合市升</th><th>一升合毫升</th><th>一斤合市两</th><th>一两合市两</th><th>一两合克数</th></tr>
<tr><td>前 11 世纪～前 221 年</td><td colspan="2">周</td><td>0.5973</td><td>19.91</td><td>0.1937</td><td>193.7</td><td>7.32</td><td>0.46</td><td>14.30</td></tr>
<tr><td>前 221 ～前 206 年</td><td colspan="2">秦</td><td rowspan="2">0.8295</td><td rowspan="2">27.65</td><td rowspan="2">0.3425</td><td rowspan="2">342.5</td><td rowspan="2">8.26</td><td rowspan="2">0.52</td><td rowspan="2">16.13</td></tr>
<tr><td>前206～公元23 年</td><td colspan="2">西汉</td></tr>
<tr><td>25 ～ 220 年</td><td colspan="2">东汉</td><td>0.6912</td><td>23.04</td><td>0.1981</td><td>198.1</td><td rowspan="4">7.13</td><td rowspan="4">0.45</td><td rowspan="4">13.92</td></tr>
<tr><td>220 ～ 265 年</td><td colspan="2">魏</td><td>0.7236</td><td>24.12</td><td rowspan="3">0.2023</td><td rowspan="3">202.3</td></tr>
<tr><td rowspan="2">265 ～ 420 年</td><td rowspan="2">晋</td><td>西晋</td><td>0.7236</td><td>24.12</td></tr>
<tr><td>东晋</td><td>0.7335</td><td>24.45</td></tr>
<tr><td rowspan="4">420 ～ 589 年</td><td rowspan="4">南朝</td><td>南宋</td><td rowspan="4">0.7353</td><td rowspan="4">24.51</td><td></td><td></td><td></td><td></td><td></td></tr>
<tr><td>南齐</td><td>0.2972</td><td>297.2</td><td>10.69</td><td>0.67</td><td>20.88</td></tr>
<tr><td>梁</td><td rowspan="2">0.1981</td><td rowspan="2">198.1</td><td rowspan="2">7.13</td><td rowspan="2">0.45</td><td rowspan="2">13.92</td></tr>
<tr><td>陈</td></tr>
<tr><td rowspan="3">386 ～ 581 年</td><td rowspan="3">北朝</td><td>北魏</td><td>0.8853</td><td>29.51</td><td></td><td></td><td>7.13</td><td>0.45</td><td>13.02</td></tr>
<tr><td>北齐</td><td>0.8991</td><td>29.97</td><td>0.3963</td><td>396.3</td><td>14.25</td><td>0.89</td><td>27.83</td></tr>
<tr><td>北周</td><td>0.7353</td><td>24.51</td><td>0.2105</td><td>210.5</td><td>8.02</td><td>0.50</td><td>15.66</td></tr>
<tr><td rowspan="2">581 ～ 618 年</td><td rowspan="2">隋</td><td>开皇</td><td>0.8853</td><td>29.51</td><td>0.5944</td><td>594.4</td><td>21.38</td><td>1.34</td><td>41.76</td></tr>
<tr><td>大业</td><td>0.7065</td><td>23.55</td><td>0.1981</td><td>198.1</td><td>7.13</td><td>0.45</td><td>13.92</td></tr>
</table>

<table>
<tr><th rowspan="2">年代</th><th rowspan="2">朝代</th><th colspan="2">尺度</th><th colspan="2">容量</th><th colspan="3">衡量</th></tr>
<tr><th>一尺合市尺</th><th>一尺合厘米</th><th>一升合市升</th><th>一升合毫升</th><th>一斤合市两</th><th>一两合市两</th><th>一两合克数</th></tr>
<tr><td>618～907年</td><td>唐</td><td rowspan="2">0.9330</td><td rowspan="2">31.10</td><td rowspan="2">0.5944</td><td rowspan="2">594.4</td><td rowspan="6">19.1</td><td rowspan="6">1.19</td><td rowspan="6">37.30</td></tr>
<tr><td>907～960年</td><td>五代</td></tr>
<tr><td>960～1279年</td><td>宋</td><td rowspan="2">0.9216</td><td rowspan="2">30.72</td><td>0.6641</td><td>664.1</td></tr>
<tr><td>1279～1368年</td><td>元</td><td>0.9488</td><td>948.8</td></tr>
<tr><td>1368～1644年</td><td>明</td><td>0.9330</td><td>31.10</td><td>1073.7</td><td>10.737</td></tr>
<tr><td>1644～1911年</td><td>清</td><td>0.9600</td><td>32.00</td><td>1035.5</td><td>10.355</td></tr>
</table>

（二）古方中几种特殊计量单位

在古方中，除了上述计量单位外，还有方寸匕、钱匕、刀圭等，列举如下供参考。

1. 方寸匕

方寸匕是依古尺正方一寸所制的量器，形状如刀匕。一方寸匕的容量，约等于现代的2.7mL；其重量，金石药末约为2g，草木药末约为1g。

2. 钱匕

用汉代的五铢钱币抄取药末以不落为度者称一钱匕，分量比一方寸匕稍小，合一方寸匕的十分之六七。半钱匕者，系用五铢钱的一半面积抄取药末，以不落为度，约为一钱匕的1/2。钱五匕者，是指药末盖满五铢钱边的“五”字为度，约为一钱匕的1/4。

3. 刀圭

形状像刀头的圭角，端尖锐，中低洼。一刀圭约等于一方寸匕的1/10。

4. 字

古以铜钱抄取药末，钱面共有四字，药末填去钱面一字之量，即称一字。

5. 铢

古代衡制中的重量单位。汉以二十四铢为一两，十六两为一斤。

（三）公制与市制计量单位的折算

1. 基本折算

1 公斤（kg）=2 市斤 =1000 克（g）。

1 克（g）=1000 毫克（mg）。

2. 十六进位市制与公制的折算

1 斤 =16 两 =500 克（g）。

1 两 =10 钱 =31.25 克（g）。

1 钱 =10 分 =3.125 克（g）。

1 分 =10 厘 =0.3125 克（g）=312.5 毫克（mg）。

1 厘 =10 毫 =0.03125 克（g）=31.25 毫克（mg）。

1 毫 =3.125 毫克（mg）。

3. 十进位市制与公制的折算

1 斤 =10 两 =500 克（g）。

1 两 =10 钱 =50 克（g）。

1 钱 =10 分 =5 克（g）。

1 分 =10 厘 =0.5 克（g）=500 毫克（mg）。

1 厘 =10 毫 =0.05 克（g）=50 毫克（mg）。

1 毫 =5 毫克（mg）。

附录二　张锡纯先生大事年表

1860年2月29日　张锡纯先生生于河北省盐山县张边务村村西头张氏故宅。

1881年（21岁）　一试秋闱不第。

1893年（33岁）　二试秋闱不第。

1898年（38岁）　参加义和团运动。

1902年（42岁）　揽馆于外祖家（今黄骅市刘仁村）任私塾教师。

1905年（45岁）　初次在沧州开诊行医。

1909年（49岁）《医学衷中参西录》前三期初稿完成。

1912年（52岁）　从军（任军医正）。

岁月失考　再度于沧州开诊行医（先生于戊午之岁关闭沧州诊所而去奉天）。

1918年（58岁）　应奉天税捐局长齐自芸先生介绍，及奉天“天地新学社”诸贤哲之邀，创办奉天立达医院，任院长。中医之有院实肇之于此。《医学衷中参西录》第一期出版，次年（1919）春再版，同时第二期出版。

1923年（63岁）　因故由奉天返回故里。

1924年（64岁）　第三次于沧州开诊行医。自费出版《医学衷中参西录》第三、四期。

1926年（66岁）　在天津胡公馆任家庭教师。

1927～1933年（67～73岁）　在天津创办“中西汇通社”。

1928年（68岁）《医学衷中参西录》第五期出版。

1929 年（69 岁） 国民党当局提出废除中医之际，中医界发起反废止运动，全国中药店全面罢工，张锡纯上书南京政府当局。同年，重订《医学衷中参西录》前三期，合编再版。

1931 年（71 岁）《医学衷中参西录》第六期出版。

1933年7月（73岁） 写就《自咏诗》，诗云："八旬已近又何求，意匠经营日不休，但愿同胞皆上寿，敢云身后有千秋。"

1933 年 9 月 27 日　卒于盐山县张边务故里（民国二十二年八月八日）。

参考文献

[1] 张锡纯著.王云凯,杨医亚,李彬之校点.医学衷中参西录.石家庄:河北科学技术出版社,1985

[2] 张锡纯著.王云凯,李彬之,韩煜重校.医学衷中参西录.第2版.石家庄:河北科学技术出版社,2002

[3] 余瀛鳌,林青,田思胜,等.医学衷中参西录集要.沈阳:辽宁科学技术出版社,2007

[4] 张锡纯著.刘观涛校点.伤寒论讲义.北京:学苑出版社,2007

[5] 李培生.伤寒论讲义.上海:上海科学技术出版社,1995

[6] 冯世纶.胡希恕讲伤寒杂病论.第2版.北京:人民军医出版社,2009

[7] 冯世纶,张长恩.张仲景用方解析.北京:人民军医出版社,2005

[8] 张长恩.张仲景用药解析.北京:人民军医出版社,2007

[9] 陈慎吾.陈慎吾伤寒论讲义.北京:中国中医药出版社,2008

[10] 董正华.张锡纯对《伤寒论》的研究特点.陕西中医学院学报,2000,23（6）:7